医学机能学实验指导

主　编　余良主　曹　霞　丁洁琼
副主编　王帮华　唐　琼　卢　红
编　委　（按姓氏笔画排序）
　　　　丁洁琼　王　利　王柏军　王帮华
　　　　化长林　卢　红　朱海丽　刘寿先
　　　　李　佳　陈红霞　余良主　孟　巍
　　　　赵小玉　高彦茹　唐　琼　黄碧兰
　　　　曹　霞　韩　璐

华中科技大学出版社
中国·武汉

内 容 提 要

本书分为两部分。第一部分是实验基本知识。第二部分是实验内容,将机能学实验的相关内容按照各器官系统来编排,分为神经肌肉系统实验、血液系统实验、心血管系统实验、呼吸系统实验、消化系统实验、感官系统实验和泌尿系统实验等,每个系统的实验内容又是按照先基础验证性实验,后综合性实验的顺序编排。在此基础上,适当地安排了设计性实验和病例分析。本书重点突出实验内容的器官系统性,以帮助学生建立机能学实验课程内容上的系统观念,提高其对人体各器官系统功能学实验知识的把握能力,培养符合现代社会发展需要的医学人才。

本书可作为医药院校临床、药学、口腔、护理、影像等专业的五年制学生的机能学实验教材,也可作为高职高专院校医药类专业学生以及其他相关人士的参考书。

图书在版编目(CIP)数据

医学机能学实验指导/余良主,曹霞,丁洁琼主编.—武汉:华中科技大学出版社,2016.1(2022.6 重印)
全国普通医学高等院校基础实验规划教材
ISBN 978-7-5680-1272-0

Ⅰ.①医… Ⅱ.①余… ②曹… ③丁… Ⅲ.①实验医学-医学院校-教材 Ⅳ.①R-33

中国版本图书馆 CIP 数据核字(2015)第 238561 号

医学机能学实验指导
Yixue Jinengxue Shiyan Zhidao

余良主　曹　霞　丁洁琼　主编

策划编辑:王新华
责任编辑:王新华
封面设计:原色设计
责任校对:石慧雅
责任监印:周治超
出版发行:华中科技大学出版社(中国·武汉)
　　　　　武昌喻家山　　邮编:430074　　电话:(027)81321913
录　　排:武汉市洪山区佳年华文印部
印　　刷:武汉科源印刷设计有限公司
开　　本:710mm×1000mm　1/16
印　　张:7.25
字　　数:155 千字
版　　次:2022 年 6 月第 1 版第 5 次印刷
定　　价:20.00 元

本书若有印装质量问题,请向出版社营销中心调换
全国免费服务热线:400-6679-118　竭诚为您服务
版权所有　侵权必究

前　言

机能学是实验性很强的基础医学课程,其实验教学是生理学、病理生理学和药理学这三门机能学科教学中的重要环节,在培养医学生的机能学实验技能方面起到了重要作用。然而,在当今高速发展的信息时代,随着国内各高等医药院校实验教学改革的不断深入,高等医学教育正在发生日新月异的变化。更重要的是,由于21世纪对能力型、创新型医学人才的需求日益扩大,机能学实验课程体系的设置和实验教学内容的改革也势在必行。

目前,机能学实验的相关教程存在许多版本。其中多数教程在内容编排上主要突出"三理"学科(生理学、病理生理学、药理学)实验的层次递进关系,即从基础性实验到综合性实验,再到设计性或探索性实验。这种教学内容编排方式确实具有一定的优点。但是,有一个问题,就是这种实验内容的编排未能真正体现"三理"课程的器官系统特性,这与"三理"学科的理论课程内容编排极不对称。采用这样的教程来指导实验授课,就会出现实验课内容的实际执行顺序与实验教程中的编排顺序截然不同的现象。这次上完一个器官系统的综合性实验内容,下次实验内容就会又返回到另一个器官系统的基础性实验。这不利于学生对实验内容的系统把握。

目前医学课程教学改革的一种趋势是实施以器官系统为中心的教学模式。基于这样的原因,我们根据我校机能学实验教学改革的经验,特意编写了该机能学实验指导。为了在本教程中突出实验内容的器官系统性,我们将机能学实验主要划分为神经肌肉系统、血液系统、心血管系统、呼吸系统、消化系统、感官系统和泌尿系统等实验。每个系统的实验内容又是按照先基础验证性实验,后综合性实验的顺序编排。基础验证性实验主要是各系统的一些传统经典实验,以加强和巩固课堂理论知识为目的,同时训练学生的基本技能;综合性实验则是各器官系统中的一些大型的动物整体实验、实验动物疾病模型及药物治疗性实验。在此基础上,适当地安排了设计性实验和病例分析。设计性实验则是学生在教师的指导下,独立完成实验设计和进行科学研究,培养学生的科学研究能力,激发学生的创新意识,提高学生的综合素质。我们希望本书的出版和使用,能对医学机能学实验教学改革有所裨益。

本书强调基础性理论,也注重实践,保持了机能学知识的系统性、完整性、科学性和实用性特点,实验内容安排从简到繁,由浅入深,有利于促进学生的基础技能的培养,提高其观察问题、分析问题和解决问题的能力。

本书是由湖北科技学院长期从事机能学实验教学的部分教师和实验技术人员共同编写的。在本书编写过程中,得到了我校各级领导的大力支持和帮助,以及多位有丰富实验教学经验的医学前辈和老教授们的精心指导。参加本书编写的各位教师也鼎立合作。这些都是本书得以顺利完稿的动力。在此一并致谢。

　　由于我们的经验和水平有限,加之时间紧迫,书中难免存在不足之处,敬请各位读者和同道们给予批评指正,以便再版时能得到修改。

编　者

目　录

第一部分　实验基本知识

第二部分　实验内容

第一部分

实验基本知识

第一章 绪 论

一、概述

机能学是实验性较强的基础医学课程,它的一切理论与学说都来自实验研究的结果。可以说,没有机能学的实验研究,就没有现代的机能学科知识。

随着现代科学的发展,机能学实验的教学无论是在内容上,还是技术方法上,都有很大的变化。内容上,机能学实验的变革主要表现为实验内容层次化更加明显,已从过去的单一验证性实验发展为综合性、设计性实验,实验对象已从单一的器官水平发展到细胞、分子的微观水平和多器官系统乃至整体的宏观水平。实验方法也融入了生物化学、分子生物学、超微病理学等新兴科学技术。而当医学实验知识与计算机科学相结合,即产生了现在正在兴起的计算机模拟实验。这使得机能学实验在医学课程的教与学中发挥着越来越大的作用。

目前医学课程教学改革的一种趋势是实施以器官系统为中心的教学模式。为了在本教程中突出实验内容的器官系统性,我们将机能学实验主要划分为神经肌肉系统、血液系统、心血管系统、呼吸系统、消化系统、感官系统和泌尿系统等实验。每个系统的实验内容又是按照先基础验证性实验,后综合性实验的顺序编排。基础验证性实验主要是机能学科的一些简单的经典性实验,包括演示型实验和单因素处理实验;综合性实验是指实验内容涉及多因素处理或涉及多学科综合知识的一些大型实验。在此基础上,我们安排了一些设计性实验和病例分析。设计性实验是指由教师给定实验的目的要求以及实验条件,由学生小组自行完成实验设计并加以实现的科研型实验。

二、机能学实验的目的

机能学实验是"三理"学科(生理学、病理生理学、药理学)教学的重要组成部分。开展机能学实验的目的,首先在于通过实验以验证"三理"学科中的重要基本理论,帮助学生牢固掌握"三理"学科的基本概念,其次就是促使学生掌握一定的动物实验基础知识和基本操作技术,培养学生的动手能力。通过系统的学习,帮助学生建立良好的科学思维、实验设计与实施能力,培养其分析问题、解决问题的能力以及科研创新能力,为进一步的临床理论学习和实践打下坚实的基础。

三、机能学实验的基本要求

机能学实验课包括实验操作、实验结果的记录和分析、实验报告的撰写等环节。为了提高实验效果,达到实验目的,修习实验课的每位学生应该达到以下要求。

1. 实验前

(1) 认真预习实验指导中的相关内容,了解本次实验的目的要求、实验原理、基本操作步骤、注意事项等。

(2) 结合本次实验的相关内容,认真复习理论教材中与本次实验相关的理论知识,以做到充分理解本次实验课的基本原理。

(3) 结合相关理论知识,预测本次实验各处理因素下观察指标的可能变化,推测出可能的实验结果,对推测的结果尽可能作出合理的解释。

(4) 估计实验过程中可能出现的各种问题,并制定相应的应对措施。评估实验过程中可能发生的误差,并尽量减少这些误差对实验结果分析判断的影响。

2. 实验时

(1) 要认真听取指导教师的讲解和示教,特别要听取实验过程中的注意事项。

(2) 实验刚开始时,要注意检查仪器、药品、动物是否与实验内容相符合,要将实验器材安放整齐、稳当,要爱护使用的实验器材。

(3) 爱惜实验动物和标本,节约药品、水、电。不乱扔垃圾,不随地吐痰。

(4) 按程序正确操作实验仪器设备,按实验步骤要求开展实验,不可随意更改。

(5) 实验分小组进行。每个小组内既要做好明确分工,又要注重密切配合,保证实验有条不紊地进行。遇到不懂的问题或意外事故,应立即报告指导教师,以便妥善处理。

(6) 实验过程中,要仔细观察每一步实验发生的现象,如实记录下每一步实验的结果,包括绘制图形或曲线,以便进行分析。

(7) 实验过程中要注意保持实验室内整齐、清洁、安静。不得高声喧哗,不得玩手机或电子游戏,不得做任何与实验无关的事。

3. 实验后

(1) 实验完成后要及时关闭各个实验仪器设备的电源。按规定清洗所用过的手术器械,安放好实验设备。如有损坏或短少的仪器设备,应立即报告指导教师,登记备案。向实验室借用的器械,在实验结束时也要及时交还。

(2) 动物的尸体及其组织残留均应放置于指定的地点,不要随地丢弃。严禁将动物躯体或组织块等丢弃于水池或垃圾桶。动物尸体都必须放置于指定位置。

(3) 认真整理实验结果,对实验结果进行讨论,并作出结论。

（4）做好实验室的清洁卫生工作。离开实验室前,应及时关灯,关好窗户和水龙头。

（5）认真撰写实验报告,按时交指导教师评阅。实验报告中应尽可能使用原始结果,包括原始记录图、打印图。努力培养自己综合分析问题的能力和文字表达能力。

四、实验报告的撰写要求

实验报告书写也是机能学实验课的基本训练内容之一,指导教师和学生都要认真对待。为了帮助学生写好实验报告,现将实验报告的具体格式和内容要求简述如下:

（一）格式

机能学实验报告

专业:_____ 班级:_____ 组别:_____

姓名:_____ 日期:_____ 指导教师:_____

实验题目:

目的要求:

实验方法:

实验结果:

分析讨论:

结论:

（二）实验报告要求

1. 实验题目

实验题目应该与本次实验内容一致。一次实验课可能完成多个实验，但是，题目应该是本次实验课全部内容的概括。题目的文字尽量简洁明了，概念性强。一般不超过 25 个字。

2. 目的要求

简要说明本次实验应该掌握的基本概念、基本操作技术或相关原理。

3. 实验方法

实验方法按照指导教师的要求书写。常规实验只需简略书写纲领性步骤，设计性实验则需要仔细书写实验方法与步骤。

4. 实验结果

实验结果主要描述实验中所观察或记录到的相关功能指标的变化过程。注意及时做好文字记录以及保存实验数据。对于利用生物机能实验系统采集的实验数据，要及时保存于计算机，并截取记录曲线，以用于打印实验结果图。在结果的描述上，能用图表的要尽量在报告上附加图表，不要全篇都是文字。凡是定量测量的数据，均应以正确的数值和单位准确地写在报告中。必要时，定量数据还要作统计学处理，求取平均值、标准差，并作组间显著性差异的比较检验分析。

5. 分析讨论

分析讨论主要是根据所学的理论知识，对实验结果从原理上进行科学的分析和解释，并判断实验结果是否与理论知识相符。如果两者间出现矛盾，则应分析其中的可能原因。分析讨论是实验报告书写中最为重要的部分。每位学生都必须独立完成，不应盲目抄袭书本或者其他人的报告。只有对实验结果进行认真的分析讨论，才真正有助于提高分析问题、解决问题的能力，也能培养文字表达能力和科研思维能力。

6. 结论

结论是从实验结果和讨论分析中归纳出来的、具有高度概括性的结语，也是实验所验证的基本概念、基本原理的简要总结。因此，结论部分的文字应重点突出、简明扼要。写好结论部分，有助于提高归纳问题、综合问题的能力。

（余良主　化长林）

第二章　常用的手术器械

一、两栖类动物手术器械

1. 毁髓针

毁髓针(又叫探针)是用来毁坏蛙类脑和脊髓的特殊器械。它由针柄和针部两部分组成,持毁髓针姿势采用执笔式。

2. 粗剪刀

粗剪刀主要用来剪断蛙类骨头和肌肉。

3. 手术镊

手术镊主要用来夹持或牵拉切口处的皮肤和肌肉组织。

4. 手术剪

手术剪主要用来剪开、分离肌肉和神经等软组织。手术剪可分为直剪和弯剪。蛙类一般用称为眼科剪的小型手术剪。

5. 玻璃分针

玻璃分针主要用来分离坐骨神经。

6. 锌铜弓

锌铜弓用来接触坐骨神经,验证标本收缩状态是否良好。

二、哺乳类动物手术器械

1. 手术刀

手术刀主要用来切开皮肤或脏器。根据手术的部位,可以选用大小、形状不同的手术刀片。在外科手术中,常用的执刀方法有以下三种。

(1) 执弓式:此法是一种常用的执刀方法,动作范围广,用于腹部、颈部的皮肤切口。

(2) 执笔式:此法用于切割短小而精确的切口,比如解剖血管、做腹膜小切口等。

执笔式的特点是用力轻柔而操作精巧。

（3）握持式：用于切割范围较广、用力较大的切口，比如切开较长的皮肤。

2. 手术剪

手术剪主要用来剪开、分离肌肉和神经等软组织。手术剪可分为直剪和弯剪，还可分为尖头剪和钝头剪。正确的持剪姿势：拇指与无名指持剪，食指置于手术剪的上方。

3. 手术镊

手术镊主要用来夹持或牵拉切口处的皮肤和肌肉组织。手术镊有直头和弯头、有齿和无齿之别，可根据外科手术需要选用长短、大小不同的手术镊。

4. 止血钳

止血钳的主要作用是分离组织和止血，不同类型的止血钳有不同的用途。使用止血钳的姿势与执剪的姿势完全相同。常用的止血钳有以下三种。

（1）直止血钳：可分为长、短两种，又有有齿和无齿的区别。无齿止血钳主要用以夹住浅层出血点，起到止血作用；有齿止血钳主要用于强韧组织的止血，提起皮肤。

（2）弯止血钳：主要用于深部组织或内脏出血点的止血。

（3）蚊式止血钳：头端细小，适用于细嫩组织的止血和分离，不宜钳夹坚硬组织。

5. 玻璃分针

玻璃分针专用于分离神经和血管。其尖端光滑，容易折断，折断后不可使用，否则会损伤组织。使用姿势同握笔式。

6. 动脉夹

动脉夹主要用于短期阻断动脉血流。

（王帮华　刘寿先）

第三章 动物实验的基础知识和基本技术

机能学是实验性很强的科学。动物实验是获取机能学知识、验证理论知识的重要手段。

一、实验动物的种类及应用

1. 青蛙和蟾蜍

青蛙和蟾蜍均属于两栖类动物,在机能学实验中较为常用。这主要是与其解剖生理特征有关。两栖类动物的心脏为两心房、一心室,心脏的起搏点是静脉窦。静脉窦的自动节律性最高,心房次之,心室最低。例如,青蛙或蟾蜍的心脏在离体情况下,仍能够进行很长时间的节奏性搏动,因此,在机能学实验中常用于研究各种生理因素及药物对心脏活动的影响的实验研究(如蛙心灌流实验)。腓肠肌和坐骨神经常用于观察外周神经的生理功能,药物对外周神经、横纹肌和神经-肌肉接头作用的实验研究(例如,刺激强度和频率对收缩的影响、神经干动作电位的引导)。此外,还可进行脊髓休克、脊髓反射、反射弧分析、肠系膜微循环观察及生殖生理等实验。

2. 家兔

家兔是机能学实验教学过程中最常用的动物之一,其性情温顺。耳部血管较为表浅清晰,便于进行静脉注射和取血。在正常生理情况下,人和兔子的动脉血压相对稳定,这种相对稳定性是通过神经和体液因素的调节而实现,其中以颈动脉窦-主动脉弓压力感受性反射尤为重要。家兔在机能学实验中使用较为广泛,常用于药物对循环功能的影响、胃肠运动的观察、呼吸运动的调节、影响尿液生成的因素、去大脑僵直及有机磷农药中毒和解救等实验,还可用于高钾血症、酸碱平衡紊乱、DIC、失血性休克、心功能不全等实验研究。

3. 大白鼠

大白鼠在机能学实验中也是最常用的实验动物之一。其解剖生理与小白鼠相似,但大白鼠的实验动物疾病模型大多较为稳定。大白鼠常用于药物毒理学、药效学研究,动物行为学研究(如迷宫训练),老年病学研究,心血管疾病的研究,肿瘤学研究,环境污染与人类健康的研究等。

4. 小白鼠

小白鼠是机能学实验中最常用的、体型最小的一种动物。小白鼠由于体型小、易饲养繁殖,故常用于药物筛选,药物效价比较,抗感染、抗肿瘤药物等实验研究。

5. 豚鼠

豚鼠,又名荷兰猪,在机能学实验中较为常用。性情较为温顺,胆小,不咬人。在对应激性刺激产生反应的过程中,豚鼠肾上腺分泌活动反应与人肾上腺相似,且因其对组织胺作用较为敏感,易于致敏,故常用于感染和变态反应实验。豚鼠的耳蜗对声波变化十分敏感,适合于进行听力方面的研究,如在生理学实验中用于"破坏动物一侧迷路的效应"实验。

6. 狗

狗的生理特点是嗅觉较为灵敏,易于驯养,对外环境适应力强,经过训练能很好地配合实验,是医学实验中最常用的大动物。由于价格较昂贵,在机能学实验教学中不常用,仅用于观察高血压、酸碱平衡紊乱、DIC、失血性休克等大实验中。当然,在生理学实验中,也适用于一些慢性实验,如条件反射、胃肠运动和分泌等。

二、动物实验的基本操作技术

(一) 实验动物的抓取与固定

1. 青蛙和蟾蜍

青蛙和蟾蜍的抓取方法通常是用左手将动物贴紧在手掌中,并以左手食指和中指夹住其左、右前肢,以左手无名指与小指夹住其后肢,以拇指按压其头部,右手持毁髓针,从枕骨大孔刺入,以破坏脑和脊髓。蛙类固定分为俯卧位与仰卧位两种。规范的固定方法是使用蛙腿夹和蛙板,操作简单。将蛙腿夹套在蛙四肢的腕关节和踝关节处,拉紧四肢将其插入蛙板上的小孔内即可。如果没有蛙腿夹,可用大头针,采取俯卧位或仰卧位将其钉在蛙板上。

2. 小白鼠

小白鼠性情较温顺。抓取方法通常是用右手拇指、食指及中指提起小白鼠尾部,将其放在鼠笼盖或粗糙桌面上。在小白鼠爬行时,迅速用左手拇指、食指抓住其两耳和颈部的背部皮肤,再以左手无名指、小指及掌心拇指侧夹住腹背部皮肤和尾部,将小白鼠固定控制住。在需要抽取尾部血或尾静脉注射给药时,可将小白鼠装入特制的小白鼠固定盒内。

3. 大白鼠

大白鼠的抓取法基本同小白鼠,但大白鼠在惊恐、激怒时易将操作者手指咬伤,故在抓取时左手应先戴上防护手套,再用右手抓住尾巴,放在粗糙面上。待大白鼠爬行时,用左手拇指和食指迅速捏住耳后及前颈的背部皮肤,其余手指与手掌握住背部和腹部。对于身体特大或凶狠易咬人的大白鼠,可以先用厚布巾包裹大白鼠全身,只露出大白鼠的口鼻部,然后进行抓取操作。有时也可将其固定于特制的大白鼠固定器内。

4. 豚鼠

豚鼠性情较为温和,一般不咬人,只需用手轻轻握住身体即可抓起。

5. 家兔

捉拿时可一手抓住其颈背部皮肤,轻轻将兔提起,用另一手托住其臀部和后肢。其爪较尖利,应防止被抓伤。注意不应该采取抓提兔子的双耳、腰部或四肢的方法,以免造成双耳、颈椎或双肾的损害。

6. 狗

为避免狗咬人,可由一人用捕犬叉按压住狗的颈部,使其无法动弹,另一人用一粗棉带绑住狗的嘴巴,使其不能咬人。绑嘴的方法是将粗棉带先绕上下颌一周,在上颌上打一次结;然后绕向下颌,再打一次结;接着将粗棉带拉至头后颈背上打第三次结,在此结上须再打一活结以牢固固定其嘴巴。

(二) 实验动物的麻醉

麻醉的目的主要是在实验或手术过程中减少动物的疼痛,减少其挣扎,保证实验的顺利进行。在应用麻醉剂时,需根据动物的种类以及实验或手术的性质慎重加以选择。麻醉状态必须适度,过深或过浅都会给手术或实验带来不良影响。麻醉的深浅可从呼吸强度、某些反射的有无、肌肉的紧张度和瞳孔的大小加以判断。适度的麻醉状态是呼吸深、慢而平稳,角膜反射消失,肌肉松弛。

1. 麻醉方法的分类

麻醉的方法根据麻醉药作用的范围,分为局部麻醉和全身麻醉。

局部麻醉常用的药品是 1% 普鲁卡因溶液。局部麻醉在机能学实验中很少应用。

全身麻醉根据使用的途径,分为吸入麻醉和注射麻醉。吸入麻醉应用的药品主要是乙醚。乙醚适用于各种动物,但有刺激呼吸管分泌黏液的作用。为防止呼吸管堵塞,可用硫酸阿托品肌内注射。吸入麻醉常用于小白鼠和大白鼠实验。实验时把乙醚浸过的脱脂棉布放置在麻醉用的透明容器(如烧杯)内,容器加盖,同时放入鼠类,经过 15～20 min 后动物即进入麻醉状态。

注射麻醉常用的方法有静脉注射麻醉和腹腔注射麻醉等。

（1）静脉注射麻醉:这是全身麻醉的一种常用方法。常用静脉注射麻醉狗、兔。注射方法因动物类型而异。兔的静脉注射常用部位为耳缘静脉。耳缘静脉沿耳背内侧走行。操作时先用左手中指和食指轻轻夹持兔耳近根部,用左手拇指和无名指固定兔耳,以左手无名指放置在其下作垫,待静脉显著充盈后,右手持注射器刺入耳缘静脉。顺着血管走行方向刺入静脉 1 cm 后,放松对耳根处血管的压迫,轻轻推动针栓以注射麻醉药。若注射时感觉有阻力或出现局部皮肤发白、隆起现象,提示针头未入血管,应立即拔出针头,更换注射点重新注射。首次注射时应从静脉的远心端开始,逐渐移向近心端,进行反复多次注射。

狗的注射给药部位通常是后肢外侧的小隐静脉或前肢内侧的头静脉。注射时,先固定狗的头部以防其咬人,然后在注射部位剪毛,一人用手握紧静脉近心端处,使静脉充盈,另一人将注射针头刺入静脉,回抽有血后即松开双手,注入麻醉药。

（2）腹腔注射麻醉:大白鼠、小白鼠麻醉时常用。给药时由操作者先按照前述方法用左手单手固定实验鼠,即用左手拇指与食指捏住鼠耳及颈背部皮肤,无名指与小指夹持住鼠尾,腹部朝上固定于手掌间,右手持注射器从左后腹部向头的方向刺入腹腔,回抽无血后注射给药。狗、兔等较大动物腹腔注射麻醉时,需由至少两人合作操作。

（3）其他注射麻醉法:两栖类动物可采用淋巴囊注射麻醉。此外,还有肌内注射麻醉等。

2. 注射麻醉时常用的麻醉药

（1）戊巴比妥钠:在机能学实验中最为常用。常配制成 3% 的水溶液进行静脉注射或腹腔注射,其中狗、兔的给药剂量为 30 mg/kg（体重）,大白鼠、小白鼠的给药剂量为 40 mg/kg（体重）。静脉注射时,药品的前 1/3 剂量可推注,以快速通过兴奋期;后 2/3 剂量则应缓慢注射,以免过量。

（2）氨基甲酸乙酯:又名乌拉坦。常配制成 20%～25% 的溶液进行静脉注射或腹腔注射,其中狗、兔的给药剂量为 1 g/kg（体重）,大白鼠、小白鼠的给药剂量也可为 1 g/kg（体重）。在家兔急性实验中较为常用,而在狗实验中麻醉作用效应慢。

（3）氯醛糖:水中溶解度较小,常配制成 1% 的水溶液。配制时可适当加热以助溶,不可煮沸。在狗、兔、大白鼠、小白鼠中使用的剂量为 80 mg/kg（体重）。

（三）实验动物的取血

1. 断头取血

此法适用于大、小白鼠类在处死时的取血。取血时,操作者用左手固定鼠颈部,使其头略为下倾;右手持剪刀,从鼠颈部剪掉鼠头,收集鼠颈部切口处流出的血液。

2. 剪尾取血

此法适用于大、小白鼠类采取小量血样时。取血前可先用酒精涂擦或用温水浸泡,以使鼠尾血管扩张充血,然后剪去尾尖(小白鼠 1～2 mm,大白鼠 5～10 mm),即可流出血液。如血流不畅,可用手轻轻从尾根部向尾尖部挤压数次,可取得数滴血液。

3. 眼眶后静脉丛取血

此法适用于大、小白鼠类取血。操作时用左手从背部固定动物,以食指和拇指握住其颈部,利用对颈部所施加的轻压力,使头部静脉血液回流困难,使眼球突出;右手将消毒过的玻璃吸管尖端迅速插入其内侧眼角,并轻轻由鼻侧眼眶壁平行地对着喉头方向推进,4～5 mm 即到眼眶后静脉丛。玻璃吸管取水平位,稍加吸力,血液便流出,收集眼眶内流出的血液。采血前玻璃吸管用肝素生理盐水湿润,防止血液凝固。

4. 心脏取血

将动物仰卧固定后,剪去心前区胸壁的毛,用碘酒、酒精消毒此处皮肤。在左侧第 3～4 肋间用左手食指摸到心搏后,右手持注射器于心尖搏动(心尖冲动)明显之处刺入心室。当针头正确刺入心脏时,动物血由于本身的压力自动进入注射器。如认为针头已进入心脏,但抽不出血液,可把针头稍微退出或前进一些。此法要求操作者动作迅速、轻巧,针刺部位准确,抽吸时要缓慢而稳定。

5. 静脉取血

兔子可经耳缘静脉、颈静脉取血。可采用注射器进行静脉穿刺取血,也可采用静脉插管后取血。浅表静脉可经酒精消毒后直接用刀片切开静脉取血。狗可经后肢小隐静脉或前肢皮下头静脉进行静脉穿刺取血。

6. 动脉取血

如颈动脉取血时,可先做颈动脉分离术,再将注射针头沿向心方向平行刺入颈动脉,抽取所需血量。同法也可选用股动脉。

(四) 实验动物的处死

1. 脊椎脱臼法

本法最常用于小白鼠。用左手拇指和食指压住小白鼠头的后部,右手抓住鼠尾巴,用力向右后上方拉扯,使其颈椎脱臼,小白鼠瞬间死亡。

2. 断头法

本法常用于鼠类,即用剪刀在鼠颈部将鼠头剪掉。断头鼠由于被剪断了颈髓及大量失血而死亡。

3. 气体栓塞法

本法适用于大动物的处死,即使用注射器将空气快速注入静脉,使动物发生血管内气体栓塞(尤其是肺动脉栓塞)而死。兔选用耳缘静脉,狗选用前肢或后肢皮下静脉注射。兔静脉内注入 20～40 mL 空气,狗静脉内注入 80～150 mL 空气可死亡。

4. 放血致死法

放血致死法是指动物经动脉或静脉一次大量放血而致死的方法。麻醉好动物后,将其固定于手术台上,先行股动脉分离术,向心端用动脉夹夹住,插入一根塑料管,并固定好,打开动脉夹放血。此法对内脏器官无损伤,狗、兔均可采用此法处死。

三、急性动物实验的手术操作方法

(一)颈部手术

(1)气管分离术:将动物麻醉仰卧固定后,颈前区剪毛和消毒,用手术刀沿颈前区正中线切开皮肤,切口长度为 5～7 cm。用止血钳逐层钝性分离颈部肌肉,以充分暴露气管。

(2)气管插管术:气管插管的目的是保证动物在麻醉状态下能够呼吸通畅;可与相应呼吸传感器相连,以观察呼吸运动。其操作过程如下:暴露气管后,游离气管,在气管下方穿粗线备用。在甲状软骨下 2～3 cm 处的两气管软骨环之间作一"⊥"形切口,沿向心方向插入 Y 形气管插管并结扎固定。

(3)颈外静脉分离术:兔颈外静脉壁薄、粗大,且分布很浅。颈前部正中切开皮肤后,在切口皮肤下、胸锁乳突肌外缘,找到颈外静脉。用玻璃分针钝性分离出 2～3 cm 长颈外静脉,下穿双线备用。中心静脉压测定常采用颈外静脉插管。

(4)颈总动脉分离术:用左手拇指和食指捏住已分离的气管一侧的胸骨肌,再向外翻,即可将颈总动脉及神经束翻于手指上。暴露颈动脉鞘后,即可见其内的颈总动脉。它与迷走神经、交感神经、降压神经(减压神经)伴行于颈动脉鞘内。用玻璃分针小心分离出颈总动脉 2～3 cm,在其下面穿线备用。

(5)动脉插管术:按照上述方法分离相关动脉,然后将动脉的远心端用线结扎以阻断血流,动脉的近心端用动脉夹夹闭,并穿线备用。用眼科剪在远心端结扎处的近端剪一 V 形斜口,沿向心脏方向插入已注满肝素生理盐水的动脉插管,用线将插管与动脉一起扎紧,并固定。

(6)颈部神经分离术:暴露气管后,分别在颈部左、右侧用止血钳拉开肌肉,以扩大切口可见范围。在气管的左、右侧找到与气管平行的左、右颈动脉鞘,即可见颈总动脉、迷走神经、交感神经、降压神经伴行于其内。应仔细识别以上 3 条神经,其中迷走神经最粗,交感神经较细,降压神经最细,且常与交感神经紧贴在一起。看清楚后,一般先分离最细的降压神经,其次分离交感神经,最后分离迷走神经。每条神经分离出 2~3 cm,并在各神经下方分别穿过一条颜色不同的经生理盐水浸湿的丝线以便区分。

(二)腹部手术

1. 腹部内脏神经分离术

(1)食管末端膈下迷走神经分离术:将动物麻醉并仰卧固定后,沿上腹部正中线作切口至剑突下,打开腹腔。然后在膈下食管的末端找出迷走神经的前支,分离并穿线备用。

(2)左内脏大神经分离术:将动物麻醉并仰卧固定后,沿腹部正中线作切口,并逐层分离腹壁肌肉,并充分暴露左侧肾上腺及其上方,在左侧肾上腺的斜外上方向分离,在腹膜下隐约可见一乳白色的细神经与腹主动脉并行,此为左内脏大神经,分离并在神经下穿线备用。

2. 膀胱插管术

将动物麻醉并仰卧固定后,在耻骨联合以上,沿腹壁正中线切开腹壁。再将膀胱移出体外,于膀胱底部找出双侧的输尿管。从两侧输尿管下方穿一丝线,将膀胱上翻,结扎膀胱底部近尿道内口处,以防止尿液通过尿道口流出。然后在膀胱顶部血管稀少处剪一小口,插入膀胱插管,用线结扎固定。插管口应对着输尿管入口处并紧贴膀胱壁。

为了观察尿液量的变化,也可进行输尿管插管。其操作方法与膀胱插管相似,但其插管系插入输尿管而不是膀胱。

(王帮华　李　佳)

第四章 常用的实验设备及其使用

一、BL-420F 生物机能实验系统

BL-420F 生物机能实验系统（图 4-1）是在 BL-410、BL-420E 生物机能实验系统基础上改进后推出的 USB 版本。

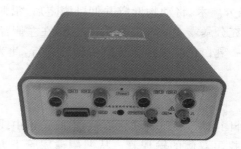

图 4-1 BL-420F 生物机能实验系统（硬件外观）

图 4-2 所示为 BL-420F 生物机能实验系统软件的显示界面。

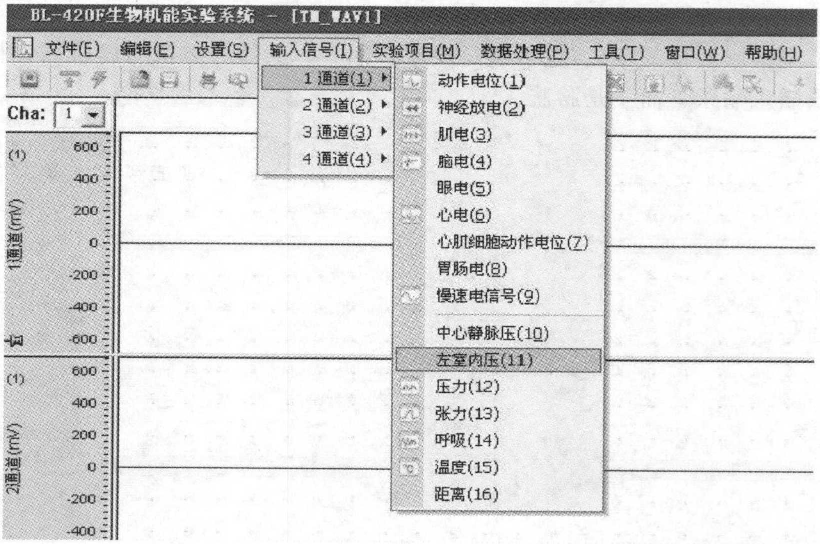

图 4-2 BL-420F 生物机能实验系统软件的显示界面

　　BL-420F 生物机能实验系统是四通道生物机能实验系统,即可以同时观察 4 个通道的生物信号波形,那么对应于每个实验通道必须有一个波形显示通道,所以在软件处于初始状态时屏幕上共有 4 个波形显示界面。

　　在显示界面的顶级菜单条上一共有 9 个菜单选项,即文件、编辑、设置、输入信号、实验项目、数据处理、工具、窗口及帮助。

　　菜单操作的总原则如下:

　　(1) 当你打开某一个顶级菜单项之后,你会发现其中有一些菜单项以灰色浮雕方式显示,这种灰色浮雕方式显示的菜单项表示在当前的状态下这些菜单命令不能被使用。

　　(2) 当你打开某一个顶级菜单项之后,你可能在该菜单的最下面发现两个向下指的黑色小箭头,表明该菜单中有些不常用的命令被隐藏,这是 Windows XP 的风格。如果你想看见这个菜单中所有的命令项,只需将鼠标移动到这两个向下指的黑色小箭头上,菜单将自动展开以显示这个菜单上的全部命令。

　　以下着重介绍"文件"和"输入信号"菜单操作。

(一)"文件"菜单

　　当你用鼠标单击顶级菜单条上的"文件"菜单项时,"文件"下拉式菜单被弹出。"文件"菜单中包含打开、另存为、保存配置、打开配置、打开上一次实验配置、高效记录方式、安全记录方式、打印、打印预览、打印设置、最近文件和退出等 12 个命令。

1. 打开

　　该命令用于打开一个反演数据文件。选择该命令,将弹出打开文件对话框。直接在打开文件对话框中选择要打开的文件,然后按"打开"按钮,就可以打开一个已存储文件。

2. 另存为

　　"另存为"命令只在数据反演时起作用,该功能可以将正在反演的数据文件另外起一个名字进行存储,或者将该文件存储到其他目录的位置。

3. 保存配置

　　首先根据指导教师设计的实验模块,通过"输入信号"菜单选择相应通道的相应生物信号,然后启动波形采样并观察实验波形,通过调节增益、时间常数、滤波和刺激器等硬件参数以及扫描速度来改善实验波形,在满意于自己的实验波形后,选择"保存配置"命令,系统会自动弹出"另存为"对话框,只需要在这个对话框中输入自定义实验模块的名字,然后按下"保存"命令按钮,当时选择的实验配置就被保存起来,以后可以通过"打开配置"来启动自定义实验模块。

　　注意:自定义实验模块的文件名是以 .mod 为后缀的。

4. 打印

"打印比例"组框中有 100%、70% 和 50% 三个可选项。100% 打印比例为正常打印,在这种情况下,在一张打印纸上只能打印 1 份图形。选择 70% 打印比例时可在一张纸上打印 2 份图形,但需要在打印设置中将打印方向设置为横向。50% 打印比例使打印出来的图形为原始图形大小的 50%,这是一种节约纸张的打印方式。在这种打印方式下,可以指定图形在打印纸上的位置,也可以实现在一张打印纸上同时打印 4 份相同的图形,可以展示 4 位学生的实验结果,有效地节约纸张。

5. 退出

必须在停止实验后选择该命令,然后将退出 BL-420 生物机能实验系统。

(二)"输入信号"菜单

用鼠标单击顶级菜单条上的"输入信号"菜单项时,"输入信号"下拉式菜单被弹出。

"输入信号"菜单中包括 4 个通道和 8 个菜单项。4 个通道与硬件输入通道相对应,点击每个通道可显示子菜单,包括多个可供选择的信号类型,参见图 4-2。

二、心电图机及其使用

(一)基本原理

心电图机能将心脏活动时心肌激动所产生的生物电信号(心电信号)自动记录下来,它是临床诊断和科研常用的医疗电子仪器。

在心脏搏动之前,心肌首先发生兴奋,在兴奋过程中产生微弱电流,该电流经人体组织向各部分传导。由于身体各部分的组织不同,各部分与心脏间的距离不同,因此在人体体表各部位,表现出不同的电位变化。这种人体心脏内电活动所产生的表面电位与时间的关系图形称为心电图。心电图机则是记录这些生理电信号的仪器。

(二)心电图机构件

下面简要介绍实验中常用到的单通道便携式心电图机。心电图机一般包括下列基本组件:

(1)电极导联线,共两种,即肢体导联线和胸前导联线;

(2)电源系统(220 V)和电池;

(3)信号放大系统,包括传入、放大装置;

(4)描记系统,一般采用热敏纸记录。

（三）操作方法与步骤

1. 实验前准备

（1）应将心电图机的电池充好电，尽量使用电池供电。在迫不得已的情况下使用 220 V 市电供电时，电源线应远离心电图机和导联线，以避免输出心电波形受到干扰，必要时连接上地线。

（2）正确安装好充足的心电图纸。

（3）连接好输入导联线，各导联电极对接正确、连接牢固，各导联线存放规整有序。

2. 使用方法

（1）打开电源开关，预热 3～5 min。上下微调记录针，确保记录针在心电图纸的正中间。横轴定标时间，走纸速度 25 mm/s；纵轴定标电压，10 mm/mV。

（2）按实验要求选择相应导联，一般实验中选择导联Ⅱ，检查导联是否正确连接到受检人体或者实验动物，并且确保接触紧密。

（3）按"START"键，心电图机走纸，并开始接收和记录心电波形。

三、换能器及其使用

换能器是一种将能量从一种形式转换成另一种形式的传感器件。机能学实验中最常用的换能器是把机械能转换成电能的机-电换能器。实验中常见的机-电换能器是将血流压力、肌肉张力、拉力等机械能转变为电信号，然后输入不同的仪器进行放大和处理，以便进行更深入的分析。机能学实验中常用的换能器有压力换能器和张力换能器两类。

（一）压力换能器

压力换能器（图 4-3）主要用于测量动物的动脉和静脉血压，它能将机械能转化

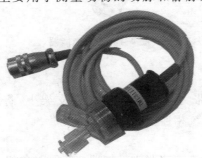

图 4-3　压力换能器

为电信号。

1. 使用方法

（1）将压力换能器利用双凹夹固定在铁支架上，与 BL-420F 生物机能实验系统相连。

（2）将动脉插管与压力换能器相连，并利用盛满肝素生理盐水的注射器通过三通将压力换能器腔内和动脉插管内的空气完全排出。

（3）调零，定标。

2. 注意事项

（1）确保压力换能器腔内和动脉插管内没有气泡干扰。

（2）当压力换能器不用的时候，应确保压力换能器腔内与大气相通，干燥。

（3）固定动脉插管时，结扎线的松紧度要适当，以免将动脉插管压瘪，影响实验结果。

（4）避免撞击压力换能器，以免损坏压力换能器。清洗时注意不要将圆形橡胶垫圈遗失。

（二）张力换能器

张力换能器（图 4-4）也是一种机能学实验常使用的换能器，用于测量肌肉张力、呼吸等生理信号。根据量程不同，张力换能器又分为 0～10 g、0～30 g、0～50 g 等几种规格。

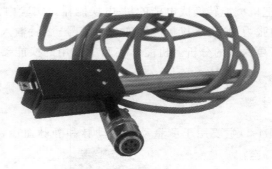

图 4-4　张力换能器

1. 使用方法

（1）利用双凹夹将张力换能器固定在铁支架上，将张力换能器的数据线与 BL-420F生物机能实验系统相连。

（2）调零，定标。

（3）先在无张力的状态下将张力换能器与待测对象相连。待所有准备工作完成以后,移动固定张力换能器的双凹夹,使连接线保持适当的张力。

2. 注意事项

(1) 张力换能器与待测部位相连接时禁用蛮力。连接线的张力要适当,以免超过其量程而损坏张力换能器。

(2) 防止液体进入张力换能器内造成短路,避免碰撞,以防损坏张力换能器。

(3) 根据实验要求选用适当量程的张力换能器,以免超出其量程而损坏张力换能器。

(王　利　王帮华)

第二部分

实 验 内 容

第五章　神经肌肉系统实验

实验一　坐骨神经-腓肠肌标本的分离

【实验目的】

（1）练习并掌握坐骨神经-腓肠肌标本的制备方法。

（2）了解两栖类动物离体组织的生理特性。

【实验原理】

蛙类的某些基本生命活动和生理功能与哺乳动物类似，且其离体组织的存活条件比较简单，易于控制。因此，在生理学实验中常用青蛙或蟾蜍的坐骨神经-腓肠肌标本来观察神经肌肉的兴奋性、兴奋性的变化过程以及骨骼肌的收缩特点等。

【实验对象、药品与器械】

（1）动物：青蛙或蟾蜍。

（2）药品：任氏液。

（3）器械：蛙板、玻璃板、毁髓针、粗剪刀、手术镊、眼科剪、玻璃分针、图钉、搪瓷碗、培养皿、滴管、细线、锌铜弓。

【实验方法与步骤】

（1）损坏脑、脊髓：取青蛙（或蟾蜍）一只，用自来水冲洗干净（勿用手搓）。左手握住蛙，用食指按压头前部，使头前俯。右手持毁髓针从蛙两眼间正中线开始向后划，当触到一凹陷处，即为枕骨大孔。用力将毁髓针从枕骨大孔处垂直刺入椎管，然后将毁髓针改向前成30°角通过枕骨大孔刺入颅腔，左右搅动毁髓针2～3次，以充分捣毁脑组织。再将毁髓针抽回至进针处（即枕骨大孔处），向后刺入椎管，捣毁脊髓。毁髓针插入椎管时可见青蛙先下肢僵直，然后呼吸消失，四肢完全松软，失去一切反射活动，表明脑和脊髓已完全破坏。如青蛙仍有反射活动，表示脑和脊髓破坏不彻底,应重新破坏。

（2）剪除躯干上部及内脏:左手提住蛙脊柱,右手持粗剪刀在骶髂关节以上1 cm处剪断脊柱。沿脊柱两侧剪开腹腔,使蛙头与内脏自然下垂,然后用粗剪刀将其腹部皮肤、腹肌、内脏及头胸部剪掉,仅留下双后肢、骶骨、脊柱以及由脊柱发出的坐骨神经。注意勿损伤坐骨神经。

（3）剥去皮肤:左手捏紧脊柱断端(注意不要触及坐骨神经),右手捏住断端处皮肤边缘,用力向下剥掉全部后肢皮肤(肛门皮肤黏膜移行处可先行剪开),将标本放入盛有任氏液的培养皿中。

（4）分离双腿:将蛙置于蛙板上,用手术镊夹住脊柱旁边的肌肉,用粗剪刀沿脊柱正中线,将脊柱分为两半,再从耻骨联合中央剪开两侧大腿(注意不要损伤坐骨神经)。将分离的两条腿浸入任氏液中,以保持其正常的生理活性。

（5）游离坐骨神经:取一条蛙腿放于滴有任氏液的玻璃板上,用图钉将蛙固定,使其尽量展开。然后用玻璃分针沿脊柱两侧游离坐骨神经,再用玻璃分针沿股二头肌和半膜肌间的坐骨神经沟,纵向分离大腿部的坐骨神经,并将神经游离至膝关节,最后用眼科剪小心剪断坐骨神经沿途分支。

（6）分离腓肠肌:用玻璃分针分离腓肠肌的跟腱,用线结扎跟腱,在结扎线以下将跟腱剪断。游离腓肠肌至膝关节处,在膝关节以下将小腿其余部分全部剪掉。

（7）制备坐骨神经-腓肠肌标本:将分离干净的坐骨神经搭于腓肠肌,在膝关节周围剪掉全部大腿肌肉,并用粗剪刀将附着于股骨上的组织刮干净,然后在股骨中部剪去上段股骨。这样即得到附着于股骨上、由坐骨神经支配的腓肠肌标本,立即将标本浸于任氏液中。

（8）检查标本的兴奋性:用经任氏液润湿的锌铜弓轻轻接触坐骨神经,如腓肠肌产生收缩,则表示此标本兴奋性良好。

【注意事项】

（1）破坏脑和脊髓时,要防止青蛙(或蟾蜍)毒液溅入操作者或他人眼内。若误入眼内,应迅速用生理盐水冲洗。

（2）在标本制备过程中,要不断滴加任氏液保持神经湿润,以防标本表面干燥而失去正常兴奋性。

（3）应尽可能避免用手或金属器件直接接触所需要的神经和肌肉。

【思考题】

（1）捣毁蛙的脑和脊髓后,蛙应有何反应?

（2）如何判断制备的标本的兴奋性?

（3）用锌铜弓刺激神经,为何会引起肌肉收缩?

（丁洁琼　黄碧兰）

实验二 坐骨神经干动作电位的引导

【实验目的】

了解蛙类坐骨神经干动作电位的引导和记录方法,观察蛙类神经干动作电位波形。

【实验原理】

神经是可兴奋组织,动作电位是神经纤维兴奋的标志。当神经纤维受到足够强度的刺激时,其膜电位将去极化至阈电位而产生动作电位,此时,在动作电位的发生部位(即兴奋区)的神经细胞膜两侧电位呈外负内正的反极化状态,而邻近未兴奋区的细胞膜仍表现为外正内负的静息状态,因此,兴奋区与邻近未兴奋区将出现电位差。而这种由于兴奋在神经纤维中传导而引起的神经细胞膜内外电位的变化,是可以利用电生理学方法引导出来,并通过相关仪器记录下来的。本实验就是在坐骨神经干的一端给予刺激,在神经干的另一端记录其动作电位。

【实验对象、药品与器械】

(1) 动物:青蛙或蟾蜍。
(2) 药品:任氏液。
(3) 器械:BL-420 生物机能实验系统、神经屏蔽盒、蛙板、毁髓针、粗剪刀、手术镊、手术剪、玻璃分针、图钉、搪瓷碗、培养皿、滴管、细线、纱布等。

【实验方法与步骤】

(1) 制备坐骨神经干标本:其制备方法和制备坐骨神经-腓肠肌标本类似。沿脊柱两侧用玻璃分针分离坐骨神经直至足趾,当坐骨神经游离到膝关节处时,先在腓肠肌两侧肌沟内找到胫神经和腓神经,然后剪去任一分支,分离留下的一支直到足趾。然后在靠近脊柱处穿线,结扎神经并剪断。轻轻提起结扎线,剪去神经分支,神经末端用线结扎后在远端剪断。标本制成后,浸于任氏液中,待其兴奋性稳定后备用。
(2) 连接仪器:将神经屏蔽盒与 BL-420 生物机能实验系统连接好。神经屏蔽盒上左边的第 1、2 个电极是刺激电极,与 BL-420 生物机能实验系统的刺激输出孔相连;第 3 个电极是接地电极;第 4、5 个电极是引导电极,与 BL-420 生物机能实验系统前面板的通道 1 相连。

（3）放置神经干标本：用任氏液湿润神经屏蔽盒上的各电极，神经屏蔽盒内放置一块湿纱布，以防标本干燥。将神经干标本置于神经屏蔽盒中，神经干的中枢端（粗端）置于刺激电极位置，外周端（细端）置于引导电极上。盖上神经屏蔽盒的盖子。

（4）启动 BL-420 生物机能实验系统：启动计算机，进入 Windows 操作系统桌面，双击其中的"BL-420 生物机能实验系统"图标，进入其主窗口。单击"实验项目"→"肌肉神经实验"→"神经干动作电位的引导"，适当调节实验参数以获得最佳的实验效果。

（5）单击工具条上的"开始"，启动波形记录。

（6）单击刺激器调节区上的"启动刺激"，开启刺激，触发动作电位产生，并从小到大逐渐增加刺激强度，观察波形的变化。

（7）记录下动作电位的波形，并通过改变刺激强度，观察刺激强度与神经干动作电位之间的关系。保存实验结果，并打印、张贴于实验报告中。

【注意事项】

（1）制备坐骨神经干标本时，应尽量将神经上的血管去除干净。勿过度牵拉压榨神经，勿用金属器械触碰神经。

（2）经常保持神经标本湿润（可置一小片湿纱布），暂不用的标本要置于装有任氏液的培养皿中保存，以免液体过多，导致短路。

（3）注意让神经标本与刺激电极和引导电极密切接触。

（4）两刺激电极不宜太近，因神经干电阻太小，甚至可导致两电极间近于短路，从而损坏刺激器。

（5）神经屏蔽盒用后应擦拭干净，因残留的溶液会导致电极腐蚀和导线生锈。

【思考题】

本实验观察到的神经干动作电位幅度随刺激强度增大而增大，为什么？这个事实与动作电位的"全或无"现象是否矛盾？

（丁洁琼　韩　璐）

实验三 反射弧的分析

【实验目的】

了解反射弧的完整性与反射活动之间的关系。

【实验原理】

反射是机体在神经系统参与下,对内、外环境刺激所作出的规律性应答。反射的结构基础是反射弧,典型的反射弧是由感受器、传入神经、神经中枢、传出神经和效应器五个部分组成的。反射须在反射弧的结构和功能都完整的基础上才能完成。反射弧中的任何一个部分被破坏,反射活动都无法实现。

【实验对象、药品与器械】

（1）动物:青蛙或蟾蜍。
（2）药品:0.5%硫酸溶液、任氏液。
（3）器械:蛙板、玻璃板、毁髓针、粗剪刀、眼科剪、眼科镊、图钉、玻璃分针、搪瓷碗、培养皿、铁支架、双凹夹、电刺激器、刺激电极、纱布、烧杯、试管夹。

【实验方法与步骤】

（1）取一只青蛙(或蟾蜍),用自来水冲洗干净。用粗剪刀沿两侧口裂后缘剪去颅脑部,保留下颌部分。然后用试管夹夹住下颌,并悬挂在铁支架上。

（2）将青蛙左后肢的脚趾尖(用纱布擦干)浸于 0.5%硫酸溶液(盛于培养皿内)中,观察是否发生屈肌反射。然后用自来水将脚趾尖皮肤上的硫酸溶液冲洗干净,用纱布擦干。

（3）在青蛙左后肢的踝关节以上,沿皮肤作一环形切口,剥掉切口以下至足趾尖的皮肤。再将此脚趾尖浸于 0.5%硫酸溶液中,观察有无屈肌反射发生。

（4）将青蛙右后肢的脚趾尖浸于 0.5%硫酸溶液中,观察有无屈肌反射发生。

（5）从青蛙右侧大腿背侧切开皮肤,在股二头肌与半膜肌之间找出并分离一段坐骨神经,在神经上作两处结扎,从两结扎线中间剪断神经。然后将蛙右后肢的脚趾尖浸于 0.5%硫酸溶液中,观察有无屈肌反射。

（6）连续电刺激右后肢坐骨神经的中枢端,观察对侧后肢有无收缩反应。

（7）用毁髓针损毁青蛙的脊髓,以连续电刺激右后肢坐骨神经的中枢端,观察对侧后肢有无收缩反应。

（8）连续电刺激右后肢坐骨神经的外周端,观察同侧腿有无收缩反应。

（9）直接刺激右侧腓肠肌,观察腓肠肌是否出现收缩反应。

【注意事项】

实验过程中,要防止硫酸溅入操作者或他人眼内。若误入眼内,应迅速用水冲洗。

【思考题】

（1）在本实验中,屈肌反射的反射弧由哪些部分构成?

（2）分析各步现象产生的原理。

（丁洁琼　高彦茹）

实验四　刺激强度对骨骼肌收缩的影响

【实验目的】

（1）观察刺激强度与肌肉收缩反应之间的关系。

（2）理解阈刺激、阈上刺激、阈下刺激、最大刺激等基本概念。

【实验原理】

　　神经、肌肉组织属于可兴奋性组织，能接受刺激而发生反应。外来刺激要能引起组织兴奋，必须有足够的强度、足够的持续时间和一定的强度变化率。如果保持刺激持续时间及强度变化率不变，引起反应所需的最小刺激强度称为阈强度（即阈值），具有阈值的刺激称为阈刺激。兴奋性不同的组织，其阈值的大小亦不一致，兴奋性高的组织阈值低，兴奋性低的组织阈值高。因此，阈值常作为衡量组织兴奋性高低的客观指标。

　　腓肠肌是由许多兴奋性高低不同的肌纤维组成的。当用单个外来刺激直接（或通过神经反射间接）刺激腓肠肌时，如刺激强度太弱，则肌纤维不能产生兴奋，肌肉也不会产生收缩反应，这种强度的刺激称为阈下刺激。随着刺激强度增加至某一值，少数肌纤维能产生兴奋，使肌肉发生最微弱的收缩反应，该刺激强度即为这块肌肉的阈值。此后随着刺激强度的继续增加，会有更多的肌纤维产生兴奋，而使肌肉发生更强的收缩反应，此时的刺激均称为阈上刺激。但当刺激增大到某一临界值时，肌肉出现最大的收缩反应，如再增加刺激强度，肌肉的收缩反应不再继续增大，这种能引起肌肉发生最大收缩反应的最小刺激强度称为最大刺激强度，该刺激称为最大刺激或最适刺激。因此，在一定范围内，骨骼肌收缩反应的大小取决于刺激强度。

【实验对象、药品与器械】

（1）动物：青蛙或蟾蜍。

（2）药品：任氏液。

（3）器械：蛙板、玻璃板、毁髓针、粗剪刀、眼科剪、眼科镊、图钉、玻璃分针、搪瓷碗、培养皿、电刺激器、肌动槽、张力换能器、具有微调升降功能的铁支架、漆包线、双凹夹、BL-420 生物机能实验系统。

【实验方法与步骤】

1. 制备坐骨神经-腓肠肌标本

见实验一,将制备好的坐骨神经-腓肠肌标本浸于任氏液中备用。也可直接采用在体的腓肠肌,剪断其跟腱部,在跟腱部系线备用。

2. 仪器连接

(1) 利用双凹夹将张力换能器固定于铁支架上,将张力换能器的输入端插头插入 BL-420 生物机能实验系统的前面板通道 1 接口。BL-420 生物机能实验系统通过 USB 接口与计算机连接。

(2) 将坐骨神经-腓肠肌标本固定在肌动槽上,并将坐骨神经搭在肌动槽的刺激电极上。用双凹夹将肌动槽固定于铁支架低于张力换能器的位置上。

(3) 将腓肠肌跟腱处的结扎线与张力换能器的簧片孔相连,调整张力换能器的高度,使肌肉处于自然拉长的长度(松紧合适)且连线保持垂直,但不能拉得太紧。

(4) 把刺激线的输出端与肌动槽刺激电极的接线柱连接,或将刺激线的输出端正、负极连上两根细漆包线(其两端漆皮要去掉),将漆包线直接插入腓肠肌的两端作刺激电极用。将刺激线的插头与 BL-420 生物机能实验系统的前面板的刺激端口相连。

3. 刺激强度与骨骼肌收缩的关系

(1) 启动计算机,进入 Windows 操作系统桌面,双击其中的"BL-420 生物机能实验系统"图标,单击主菜单中的"实验项目"→"肌肉神经实验"→"刺激强度与反应的关系"。根据信号窗口中显示的波形,再适当调节实验参数以获得最佳的实验效果。然后点击"确定"按钮,进入实验记录过程。

(2) 系统将根据设定的参数,通过刺激线输出电压来刺激坐骨神经或腓肠肌,引起腓肠肌收缩。在实验中,刺激线输出的电压将从较低的电压值开始,以等差数列数值形式逐次递增输出电压,使腓肠肌收缩幅度产生一系列的变化。

(3) 记录和观察结果,找出阈刺激、最适刺激强度,以及阈上刺激区域。

【注意事项】

(1) 操作过程中,勿过度压榨、牵拉神经和肌肉,勿用金属器械触碰神经、肌肉。

(2) 制备标本的过程中,应随时滴加任氏液,防止标本干燥,保持其兴奋性。暂时不用的标本要置于装有任氏液的培养皿中。

(3) 每两次刺激之间应让标本休息 0.5~1 min。实验过程中标本的兴奋性会发生改变,因此需抓紧时间进行实验。

【思考题】

（1）在阈刺激和最适刺激之间，为什么骨骼肌收缩反应随刺激强度增加而增加？

（2）简要叙述骨骼肌兴奋-收缩耦联的机制。

（丁洁琼 朱海丽）

实验五　刺激频率对骨骼肌收缩的影响

【实验目的】

（1）观察不同的刺激频率与肌肉收缩反应之间的关系。

（2）了解和掌握单收缩、复合收缩、强直收缩的特征及形成的原理。

【实验原理】

当骨骼肌受到一个阈上刺激时，肌肉先产生一个动作电位，继而发生收缩反应，其收缩活动过程分为收缩期和舒张期两个时期。这种由于单次阈上刺激引起的单次收缩反应称为单收缩。

动作电位的持续时间很短，因而有效不应期也较短，但每次收缩的持续时间相对较长。

若刺激频率不断增加，虽然骨骼肌仍然可对每个刺激产生动作电位，但肌肉的收缩反应可能发生融合，出现不完全强直收缩和完全强直收缩。

如果相邻两个阈上刺激的时间间隔大于单收缩的收缩期，但小于单收缩的总时程，则会出现每次刺激刚好落在前次收缩反应的舒张期，该刺激引起的收缩反应将与前次收缩反应的舒张期重叠，此时将记录到一系列锯齿状的收缩曲线，这种收缩反应称为不完全强直收缩。

当相邻两个阈上刺激的时间间隔小于单收缩的收缩期，肌肉将处于完全持续的收缩状态，看不出舒张的痕迹，这种收缩反应称为完全强直收缩。

不完全强直收缩和完全强直收缩的收缩幅度随刺激频率的增大而升高。正常自然状态下机体的肌肉收缩，几乎都是强直收缩形式。

【实验对象、药品与器械】

（1）动物：青蛙或蟾蜍。

（2）药品：任氏液。

（3）器械：蛙板、玻璃板、毁髓针、粗剪刀、眼科剪、眼科镊、图钉、玻璃分针、搪瓷碗、培养皿、电刺激器、肌动槽、张力换能器、具有微调升降功能的铁支架、漆包线、双凹夹、BL-420 生物机能实验系统。

【实验方法与步骤】

1. 制备坐骨神经-腓肠肌标本

见实验一,将制备好的坐骨神经-腓肠肌标本浸于任氏液中备用;也可直接采用在体的腓肠肌,剪断其跟腱部,在跟腱部系线备用。

2. 仪器连接

(1) 利用双凹夹将张力换能器固定于铁支架上,将张力换能器的输入端插头插入 BL-420 生物机能实验系统的前面板通道 1 接口。BL-420 生物机能实验系统通过 USB 接口与计算机连接。

(2) 将坐骨神经-腓肠肌标本固定在肌动槽上,并将坐骨神经搭在肌动槽的刺激电极上。用双凹夹将肌动槽固定于铁支架低于张力换能器的位置上。

(3) 将腓肠肌跟腱处的结扎线与张力换能器的簧片孔相连,调整张力换能器的高度,使肌肉处于自然拉长的长度(松紧合适)且连线保持垂直,但不能拉得太紧。

(4) 把刺激线的输出端与肌动槽刺激电极的接线柱连接,或将刺激线的输出端正、负极连上两根细漆包线(其两端漆皮要去掉),将漆包线直接插入腓肠肌的两端作刺激电极用。将刺激线的插头与 BL-420 生物机能实验系统的前面板的刺激端口相连。

3. 刺激频率与骨骼肌收缩的关系

(1) 根据刺激强度与骨骼肌收缩的关系实验,确定最适刺激强度。

(2) 启动计算机,进入 Windows 操作系统桌面,双击其中的"BL-420 生物机能实验系统"图标,单击主菜单中的"实验项目"→"肌肉神经实验"→"刺激频率与反应的关系"。根据信号窗口中显示的波形,适当调节实验参数以获得最佳的实验效果。其中,输出的刺激电压即可采用最适刺激强度。然后点击"确定"按钮,进入实验记录过程。

(3) 系统将根据预先设定的参数,通过刺激线输出电压来刺激坐骨神经或腓肠肌,引起腓肠肌收缩。在实验中,刺激线输出电压(选用最适刺激强度)的频率将按照实验者的设定,依次先给予较低输出频率的电压刺激(产生单收缩),经过一定间歇后再给予较高频率的电压刺激(产生不完全强直收缩),最后给予更高频率的电压刺激(产生完全强直收缩)。

(4) 记录出几个单收缩曲线和一段不完全强直收缩曲线,以及一段完全强直收缩曲线。

【注意事项】

(1) 制备标本的过程中,应随时滴加任氏液,防止标本干燥,保持其兴奋性。

(2) 每次刺激后要让标本休息 30 s,以免标本疲劳。

(3) 当刺激神经引起肌肉收缩不稳定时,可直接刺激肌肉。

(4) 可根据实际需要调整刺激频率。

【思考题】

(1) 何为不完全强直收缩、完全强直收缩? 产生原理分别是什么?

(2) 肌肉收缩的幅度与刺激频率的关系如何?

（丁洁琼）

实验六　家兔大脑皮层运动机能定位

【实验目的】

学习哺乳动物的开颅方法,观察大脑皮层运动区的刺激效应。

【实验原理】

大脑皮层运动区是躯体运动机能的高级中枢,电刺激该区的不同部位,可以引起躯体不同部位的肌肉运动。

【实验对象、药品与器械】

(1) 动物:家兔(2 kg)。

(2) 药品:20%氨基甲酸乙酯溶液、生理盐水。

(3) 器械:婴儿秤、哺乳类动物手术器械一套(手术刀、手术剪、手术镊、止血钳、玻璃分针、动脉夹)、兔手术台、绑腿绳、大头钉、过氧化氢溶液、注射器(1 mL、20 mL)、BL-420 生物机能实验系统、刺激电极等。

【实验方法与步骤】

1. 静脉麻醉

将家兔称重后,从其耳缘静脉注射 20%氨基甲酸乙酯溶液(5 mL/kg(体重))。待动物麻醉后,将其仰卧固定在兔手术台上。剪去颈部和下腹部的毛。

2. 颈总动脉分离并结扎

将家兔颈部正中切开,分离两侧颈总动脉并结扎。颈总动脉位于气管外侧,腹面被胸骨舌骨肌和胸骨甲状肌覆盖。分离时,可用左手拇指和食指捏住已分离的气管一侧的胸骨肌,再稍向外翻,即可将颈总动脉及神经束翻于食指上。用玻璃分针轻轻分离动脉外侧的结缔组织,便可将颈总动脉分离出来,穿线结扎。

3. 暴露头骨并定位

将家兔改为腹位固定,用弯的手术剪将头顶部被毛剪去,再用手术刀由眉间至枕骨部纵向切开皮肤,沿中线切开骨膜。用刀柄自切口处向两侧刮开骨膜,暴露额骨及顶骨。用过氧化氢溶液腐蚀骨膜,清晰暴露头骨。仔细辨认如图 5-1 所示的骨性标志。

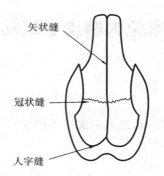

图 5-1　家兔颅骨外表面的骨性标志

绘出标志线如下：

(1) 矢状线：与矢状缝重合的直线。

(2) 旁矢状线：沿眶后切迹内侧缘，与矢状线平行。

(3) 切迹连线：眶后切迹前缘连线。

(4) 冠状线：冠状缝的平行线。

(5) 顶间线：人字缝顶端，与冠状线平行。

(6) 顶冠间线：顶间线与冠状线间。

4. 刺激与反应

如图 5-2 所示，参照图中的字母位置，将大头针去帽制成的针形电极以小锤自颅顶外部垂直钉入 2～3 mm 深。刺激电极采用单极输出连接到大头针，无关电极置于腹部正中皮下。

刺激条件：波宽为 20 ms，频率为 10 Hz，强度为 0～10 V。

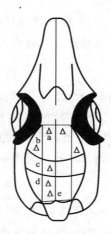

图 5-2　家兔大脑皮层的功能定位与刺激电极位置关系

图 5-2 中各字母所示位置：

　a. 头部：矢状线旁 2 mm，切迹连线后 1 mm。

　b. 咀嚼：旁矢状线外 2 mm，冠状线前 1 mm。

　c. 前肢：矢状线旁 2 mm，冠状线后 2 mm。

　d. 竖耳：顶冠间线后 2 mm，旁矢状线内侧不到 1 mm。

　e. 举尾：顶间线前 4 mm，矢状线旁 2 mm。

【注意事项】

为避免脑部手术时出血过多，需结扎两侧颈总动脉。

【思考题】

在本实验中你观察到哪些实验现象？产生的机制是什么？

（王柏军）

实验七　家兔去大脑僵直

【实验目的】

学习去大脑的方法,观察去大脑僵直现象。

【实验原理】

去大脑动物是指从中脑四叠体的上、下丘之间切断脑干的动物。由于中枢神经系统内,中脑以上水平的高级中枢对肌紧张的抑制作用被阻断,而中脑以下各级中枢对肌紧张的易化作用相对加强,因此出现了伸肌紧张亢进的现象。此时,动物表现为四肢僵直、头向后仰、尾向上翘的角弓反张状态,称为去大脑僵直。

【实验对象、药品与器械】

(1) 动物:家兔。
(2) 药品:20%氨基甲酸乙酯溶液、生理盐水、液状石蜡。
(3) 器械:婴儿秤、哺乳类动物手术器械一套(手术刀、手术剪、手术镊、止血钳、咬骨钳、玻璃分针、动脉夹)、骨钻、兔手术台、绑腿绳、竹片、注射器(1 mL、20 mL)等。

【实验方法与步骤】

(1) 静脉麻醉:将家兔称重后,从其耳缘静脉注射 20%氨基甲酸乙酯溶液(5 mL/kg(体重))。待动物麻醉后,将其仰卧固定在兔手术台上,剪去颈部毛发。

(2) 颈总动脉分离并结扎:将家兔颈部正中切开,分离两侧颈总动脉并结扎。颈总动脉位于气管外侧,腹面被胸骨舌骨肌和胸骨甲状肌覆盖。分离时,可用左手拇指和食指捏住已分离的气管一侧的胸骨肌,再稍向外翻,即可将颈总动脉及神经束翻于食指上。用玻璃分针轻轻分离动脉外侧的结缔组织,便可将颈总动脉分离出来,穿线结扎。

(3) 暴露大脑皮层:将家兔改为腹位固定,开颅,暴露大脑半球。用弯的手术剪将头顶部被毛剪去,再用手术刀由眉间至枕骨部纵向切开皮肤,沿中线切开骨膜。用刀柄自切口处向两侧刮开骨膜,暴露额骨及顶骨。用骨钻在一侧的顶骨上开孔(勿伤及脑组织),将咬骨钳小心伸入孔内,自孔处向四周咬骨以扩展创口。向前开至额骨前部,向后开至顶骨后部及人字缝之前,暴露双侧大脑半球。在接近颅骨中线和枕骨时尤须防止伤及矢状窦和横窦而引起大出血。在矢状窦的前后两端各穿一线结扎。

用手术镊夹起硬脑膜并细心剪开,暴露出大脑皮层,滴上少许液状石蜡,防止脑表面干燥。

（4）切断脑干:松开家兔四肢,将家兔头托起,用竹片从大脑半球后缘轻轻翻开枕叶,露出四叠体,即可见到中脑上、下丘部分(上丘较粗大,下丘较小)。用竹片在上、下丘之间与口裂方向成 45°角插入,同时向两边拨动、推压,切断脑干(图5-3),即成为去大脑动物。

（5）观察项目:使家兔侧卧,切断脑干几分钟后,可见家兔的躯体和四肢慢慢变硬伸直,头后仰,脊柱挺硬,尾上翘,呈角弓反张状态。

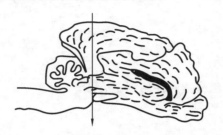

图 5-3　去大脑僵直时的脑干横断部位

【注意事项】

（1）咬骨时注意勿伤及硬脑膜,若有出血,及时用液状石蜡止血。
（2）将竹片刺入脑干时,勿使其向后损伤延髓。

【思考题】

（1）说明去大脑僵直的发生机制。
（2）记录你所观察到的去大脑僵直现象。

（王柏军）

第六章　血液系统实验

实验八　红细胞渗透脆性测定

【实验目的】

掌握正常成人红细胞渗透脆性的测定方法。

【实验原理】

将红细胞置于低渗盐溶液中时,由于红细胞膜内外存在渗透压差,因此红细胞外的水分渗入红细胞内,红细胞发生膨胀,严重时可使红细胞破裂,而产生溶血。红细胞在低渗盐溶液中发生溶血的性能,即为渗透脆性。红细胞渗透脆性大小与其对低渗溶液抵抗力大小成反比。红细胞的渗透脆性大,表示其对低渗溶液抵抗力小;反之,红细胞的渗透脆性小,则表示其对低渗溶液抵抗力大。实验中,将血液滴入不同浓度的低渗 NaCl 溶液中,即可检测红细胞膜渗透脆性的大小。

【实验对象、药品与器械】

(1) 实验对象:人。
(2) 药品:75％酒精、1％ NaCl 溶液、蒸馏水、碘酒。
(3) 器械:采血针、棉球、试管架、小试管 10 支、2 mL 移液管 2 支。

【实验方法与步骤】

(1) 制备不同浓度的低渗 NaCl 溶液:将放置在试管架上的 10 支小试管编号,根据表 6-1 中的剂量配制成不同浓度的低渗 NaCl 溶液。
(2) 采血:用酒精将无名指端消毒后,用采血针刺破指端皮肤采血,将指端流出的第一滴血弃去不用。以后在每支试管内沿管壁滴一滴血,并轻轻晃动,使血液与低渗 NaCl 溶液均匀混合。随后,在室温下静置 1 h。结果观察:当试管内液体完全呈透明红色时,为完全溶血,即红细胞全部破裂,此时低渗 NaCl 溶液的最高浓度即代表

表 6-1　配制不同浓度的低渗 NaCl 溶液

试管编号	1	2	3	4	5	6	7	8	9	10
1%NaCl 溶液体积/mL	1.8	1.2	1.1	1.0	0.9	0.8	0.7	0.6	0.5	0.4
蒸馏水体积/mL	0.2	0.8	0.9	1.0	1.1	1.2	1.3	1.4	1.5	1.6
NaCl 浓度/(%)	0.90	0.60	0.55	0.50	0.45	0.40	0.35	0.30	0.25	0.20

了该血液红细胞的最小渗透脆性;当试管内液体表现为下层呈混浊红色,而上层呈透明红色时,为不完全溶血,即仅有部分红细胞破裂,此时 NaCl 溶液的最低浓度即代表了该血液红细胞的最大渗透脆性;当试管内液体下层呈混浊红色,上层为无色透明时,说明红细胞完全没有破裂,即未发生溶血。

【注意事项】

(1) 应准确配制不同浓度的低渗 NaCl 溶液。

(2) 必须严格区分不同溶液的移液管,不得互相污染或混淆使用。

【思考题】

(1) 测定红细胞渗透脆性有什么临床意义?

(2) 此次实验,你测定出的红细胞渗透脆性范围为多少?

（孟　巍）

实验九　　出血时间测定

【实验目的】

掌握出血时间的测定方法。

【实验原理】

出血时间是指从针刺破皮肤毛细血管、血液自行流出开始,到出血自行停止所需的时间,实际是测量微小血管口封闭所需时间。当小血管受伤时,受伤的血管立即收缩,使伤口缩小、闭合,导致局部血流减少;然后,血管破损处胶原的暴露促使血小板黏附于血管壁,形成血小板止血栓;同时,激活的血小板又能释出缩血管物质及 ADP,加强局部小血管的收缩和血小板聚集,使出血最终停止。总之,出血时间的长短与小血管的收缩,血小板的黏着、聚集、释放以及收缩等功能有关。测定出血时间的临床意义在于,可检查生理止血过程是否正常及血小板的数量和功能状态,其正常值为 $1\sim4$ min。

【实验对象、药品与器械】

(1)实验对象:人。
(2)药品:75%酒精。
(3)器械:采血针、圆形滤纸、棉球、秒表、玻片。

【实验方法与步骤】

(1)用 75%酒精棉球消毒耳垂或指端皮肤后,用消毒采血针快速刺入皮肤2 mm左右深,让血液自然流出,自血液流出时开始计算时间。
(2)当看到第一滴血流出时,立即用圆形滤纸吸去血滴。以后每间隔 30 s用滤纸吸干流出的血液一次,至血液不再流出时即停止计时。

【注意事项】

(1)各种用具要严格消毒,各人不可共用采血针;采血针应锐利,使血液自然流出,切勿挤压。
(2)刺入深度要适宜,如果过深,组织受损过重,反而会使凝血时间缩短。
(3)用圆形滤纸吸血时,不要反复用滤纸触及皮肤伤口,以免影响结果的准确性。

【思考题】

（1）出血时间延长有何临床意义？

（2）服用阿司匹林抑制环加氧酶后，出血时间有何变化？为什么？

（孟　巍）

实验十　凝血时间测定(玻片法)

【实验目的】

通过测定血液凝固所需的时间,掌握血液凝固的基本过程及相关影响因素。

【实验原理】

凝血时间是指血液离开血管,在体外发生凝固所需的时间。其过程可分为三个阶段:因子 X 的激活,凝血酶原激活成凝血酶,纤维蛋白原转变为纤维蛋白。当血液离体后,接触到粗糙的异物表面时,体内内源性凝血系统被激活,最终使纤维蛋白原转变为纤维蛋白而凝血。凝血时间主要反映了血液凝固功能本身是否正常。

正常参考值:玻片法,2~8 min;玻璃管法,4~12 min。

【实验对象、药品与器械】

(1) 实验对象:人。
(2) 药品:75%酒精。
(3) 器械:采血针、玻片、秒表、棉球。

【实验方法与步骤】

前期操作同出血时间测定,刺破耳垂或指端后,用清洁、干燥的玻片接下自然流出的第一滴血,并开始计时。此后,每隔 30 s 用针尖挑血一次,直至挑起细纤维血丝,即停止计时。记录下的这一段时间即为凝血时间。

【注意事项】

用针尖挑血时,不要多方向不停地乱挑,应由一个方向自血滴边缘往里挑,以免破坏纤维蛋白网状结构,造成不凝血的假象。

【思考题】

(1) 凝血时间延长有何临床意义?
(2) 凝血因子是直接参加凝血过程的物质,缺乏凝血因子将对凝血时间产生什么影响?

（3）血小板轻度减少时，临床上会出现（　　）。

A. 出血时间和凝血时间均延长　　　　B. 出血时间正常，凝血时间延长

C. 出血时间延长，凝血时间正常　　　　D. 出血时间和凝血时间均正常

（孟　巍）

实验十一　ABO 血型鉴定

【实验目的】

掌握 ABO 血型鉴定的方法（玻片法），了解自身的血型。

【实验原理】

血型就是红细胞膜上特异性抗原的类型。在某种血型系统中，红细胞膜上的特异性抗原，称为凝集原。而在血清中含有的针对相应凝集原的抗体，称为凝集素。

凝集原与凝集素之间的反应称为凝集反应，其本质上是一种抗原抗体反应。

根据红细胞膜上是否含有 A、B 抗原，血型分为 A 型、B 型、AB 型和 O 型。血型鉴定是将受试者的红细胞加入 A 型标准血清（含足量的抗 B 抗体）与 B 型标准血清（含足量的抗 A 抗体）中，观察有无凝集现象，从而确定受试者的血型。

【实验对象、药品与器械】

（1）实验对象：人。

（2）药品：A 型标准血清、B 型标准血清、生理盐水、75％酒精。

（3）器械：采血针、双凹载玻片、滴管、1 mL 移液管、小试管、试管架、牙签、消毒注射器及针头、碘酒、棉球。

【实验方法与步骤】

（1）取 A、B 型标准血清各一滴，滴在双凹载玻片的两侧凹面上，分别标明 A 与 B。

（2）取 75％酒精棉球消毒左手无名指端皮肤，用消毒采血针刺破皮肤。滴 1 滴流出血液于预先盛有 1 mL 生理盐水的试管中，轻轻摇匀，制成红细胞生理盐水混悬液（浓度约 5％）。

（3）用滴管吸取红细胞生理盐水混悬液，分别滴 1 滴于双凹载玻片两侧血清上，然后用两支牙签分别搅动混匀（注意不要混合两种血清）。

（4）15 min 后，用肉眼观察有无凝集反应发生，并根据表 6-2 判定血型。

表 6-2 ABO 血型鉴定结果的判断

红细胞生理盐水混悬液 ＋抗 B 抗体	红细胞生理盐水混悬液 ＋抗 A 抗体	血型结果
＋	－	B
－	＋	A
＋	＋	AB
－	－	O

注：＋表示有凝集反应；－表示无凝集反应。

【注意事项】

（1）用以混匀红细胞悬液与标准血清的两支牙签要分开，吸不同标准血清及红细胞生理盐水混悬液时，应使用不同的滴管。

（2）各人不可共用采血针。

（3）红细胞生理盐水混悬液不能太淡，否则会出现假阴性反应。

【思考题】

（1）临床上输血时应遵守的原则是什么？

（2）记录实验学生 ABO 血型的分布情况，其不同血型间是否具有统计学意义？

（3）O 型血红细胞膜上含有（　　）。

　　A. A 抗原　　　B. B 抗原　　　C. H 抗原　　　D. 无抗原

（孟　巍）

第七章　心血管系统实验

实验十二　人体心音听诊

【实验目的】

学习和掌握心音听诊的方法,了解正常心音的特点及产生原理,为临床心音听诊奠定基础。

【实验原理】

心音是由心脏的收缩、瓣膜的关闭以及血液的冲击等引起心室壁的机械振动而产生,并可传至胸壁。将听诊器放在胸壁上的适当位置上即可听到。正常心音有四个,分别称为第一、第二、第三和第四心音。第一心音发生在心室收缩期,标志着心室收缩的开始,其特点是音调低、持续时间长,在心尖搏动处听诊时最清楚。它主要是由房室瓣关闭所引起的。第二心音发生在心室舒张期,标志着心室舒张的开始,其特点是音调高、持续时间短,在心底区听诊时最清楚。它是由于主动脉瓣和肺动脉瓣关闭形成的。通常情况下,多数人可只听到第一心音和第二心音,在某些健康儿童和青少年也可听到第三心音,一般听不到第四心音,如能听到可能为病理性。

【实验对象与器械】

(1) 实验对象:人。
(2) 器械:听诊器。

【实验方法与步骤】

(1) 受试者解开上衣暴露胸前壁,面对亮处坐好。检查者坐在受试者对面。
(2) 根据以下分区,认真确定好心脏各瓣膜听诊区的位置:
① 二尖瓣听诊区:心尖部,即左锁骨中线内侧第五肋间,也可选择心尖搏动处。
② 三尖瓣听诊区:在胸骨右缘第四肋间或剑突下。

③ 主动脉瓣听诊区：在胸骨右缘第二肋间。

④ 主动脉瓣第二听诊区：在胸骨左缘第三肋间。

⑤ 肺动脉瓣听诊区：在胸骨左缘第二肋间。

（3）听诊时，检查者戴好听诊器，听诊器的耳件方向应与外耳道方向一致；以右手拇指、食指和中指轻持听诊器胸件，轻轻贴放于受试者胸部皮肤上，按二尖瓣听诊区→肺动脉瓣听诊区→主动脉瓣听诊区→主动脉瓣第二听诊区→三尖瓣听诊区的顺序进行听诊。在以上各瓣膜听诊区都可以听到第一心音和第二心音。

（4）仔细区分第一心音和第二心音。可通过用手触诊心尖搏动或颈动脉搏动来区分。第一心音在时间上几乎与心尖搏动或颈动脉搏动同时出现。

（5）比较不同瓣膜听诊区两个心音的强弱。

【注意事项】

（1）听诊心音时，实验室内必须保持安静。

（2）听诊器的耳件方向应与外耳道的方向一致（向前）。橡皮管不得交叉、扭结，切勿与其他物体摩擦，以免产生杂音，影响听诊效果。

（3）如果呼吸音影响听诊，可嘱受试者暂停呼吸。

【思考题】

怎样区分第一心音和第二心音？它们有何临床意义？

（丁洁琼）

实验十三　人体动脉血压测定

【实验目的】

学习并掌握人体动脉血压的间接测量方法。

【实验原理】

动脉血压是指血管内流动的血液对动脉血管壁的侧压力（压强）。由于心脏的泵血过程是呈周期性间断进行的，且动脉本身也具有一定的弹性，所以动脉血压有收缩压和舒张压之分。测定人体动脉血压最常用的方法是间接测压法，即使用血压计在动脉外加压，根据血管音的变化来测量动脉血压。其原理如下：血液在正常血管内流动时并没有声音，如给血管压力，使血管变窄，血液形成涡流时，则可发出声音（血管音）。当使用橡皮球将空气打入缠缚于上臂肱动脉处的袖套内，使其压力超过收缩压时，动脉血流将被完全阻断，此时用听诊器在肱动脉处听不到任何声音，也触摸不到桡动脉脉搏。然后，将袖套内的空气逐渐放出，当袖套内的压力降低至略低于动脉的最高压力时，可有少量血液通过肱动脉而形成涡流，此时在受压的肱动脉远端可听到与心跳频率一致的脉搏音，并在桡动脉处可触摸到脉搏。收缩压通常是指肱动脉处刚有血流通过、在肱动脉远端听到第一声响的血压计显示的压力读数。舒张压通常是指在逐渐放气过程中，当肱动脉内的血流刚刚完全恢复、听诊音消失时，袖套内的压力。

我国健康成人在安静状态下血压的正常参考值：收缩压为 90～140 mmHg（12.0～18.6 kPa）；舒张压为 60～90 mmHg（8.0～12.0 kPa）。

【实验对象与器械】

（1）实验对象：人。

（2）器械：血压计、听诊器。

【实验方法与步骤】

（1）受试者脱去待测上肢的衣袖，静坐 5 min 以上。

（2）受试者将前臂搁放在桌上，前臂与心脏保持在同一水平位，手掌向上。检查者将血压计的袖带气囊部分缠绕在受试者上臂，袖带下缘距离肘关节至少2 cm，松紧度要适中。

（3）检查者戴上听诊器，并将听诊器胸件置于肘窝的肱动脉搏动明显处。然后关闭好打气球的螺旋阀门，用右手轻持听诊器胸件，左手握住打气球，做好血压测量的准备。

（4）测量开始时，检查者通过反复按压橡皮球，将空气打入袖带气囊内，使血压计中的水银柱逐渐上升。边充气边仔细听诊脉搏音，充气直至肱动脉搏动音消失后，再加压让血压计中水银柱高度再上升 20 mmHg 左右。然后扭开打气球的螺旋阀，缓慢、均匀地放气，并仔细听诊脉搏音的变化，同时注意水银柱高度所对应的读数。当听到第一声"砰"的脉搏音时，其水银柱高度读数代表收缩压。然后，继续放气，随着水银柱的下降，脉搏音先是由弱逐渐加强，然后又突然由强变弱，最后逐渐消失。通常是以声音突然由强变弱时水银柱高度读数代表舒张压，也有以声音消失时血压计读数为舒张压。

（5）血压值的记录常以"收缩压/舒张压"的形式表示。例如，120 mmHg/80 mmHg 表示测得的收缩压为 120 mmHg，舒张压为 80 mmHg。

【注意事项】

（1）测量时实验室内必须保持安静。

（2）听诊器胸件置于肱动脉上时不可压得太重或太轻，更不可塞在袖带下进行测定。

（3）测血压前，应让受试者休息 5～10 min。

（4）动脉血压通常连续测 2～3 次，每次应间隔 2～3 min。重复测量时，须将袖带内空气放尽，即压力下降到零后，才能重新加压测量。

（5）血压计用完后，注意关上水银槽开关，驱尽袖带内气体，整齐卷好放入盒内。

【思考题】

（1）影响动脉血压的因素有哪些？

（2）当受试者体位发生改变，如由卧位转为直立位时，血压将如何变化？

（丁洁琼）

实验十四　人体心电图测定

【实验目的】

(1) 了解人体心电图的记录方法。

(2) 掌握人体正常心电图波形及其生理意义。

【实验原理】

心脏在收缩之前,首先发生电位变化。心电变化由心脏的起搏点窦房结开始,经特殊传导系统依次传向心房和心室,最后引起整个心脏的兴奋。人体可看作一个容积导体,心脏各部分在兴奋过程中出现的生物电变化可通过周围的导电组织和体液传至体表,经心电图机放大和记录,所得的图形即心电图。心电图所反映的是心脏在兴奋的产生、传导和恢复等过程中的生物电变化。记录电极所安放的位置和导联线的连接方式不同,其所记录得到的心电图也不一样。心电图分为肢体导联心电图和胸导联心电图。心脏出现异常时,其心电活动也将发生改变,因而可将心电图检查作为疾病的辅助诊断手段。

【实验对象、药品与器械】

(1) 实验对象:人。

(2) 药品:75%酒精。

(3) 器械:心电图机、棉球、圆规、直尺。

【实验方法】

(1) 让受试者静卧在检查桌上,嘱其放松肢体。

(2) 将心电图机的电源线、导联线和地线接好,预热 3~5 min。调节描笔,使描笔居于记录纸中央,走纸速度通常定为 25 mm/s。

(3) 安放电极:用 75%酒精棉球擦拭双侧腕关节屈侧皮肤和内踝上方皮肤。将引导电极连接在上、下肢的上述关节处,连接方式如下:红色——右手;黄色——左手;绿色——左足;黑色——右足;白色——胸导联。

(4) 嘱受试者暴露胸前壁,按照下述位置安放好各胸导联:

V_1:胸骨右缘第四肋间隙。

V_2:胸骨左缘第四肋间隙。

V_3：V_2 与 V_4 间连线中点。

V_4：左锁骨中线第五肋间隙或心尖搏动处。

V_5：腋前线上，与 V_4 平齐。

V_6：腋中线上，与 V_4 平齐。

（5）描记心电图：利用导联选择开关，依次选择肢体导联 Ⅰ、Ⅱ、Ⅲ、aVR、aVL、aVF 和胸导联 V_1、V_2、V_3、V_4、V_5、V_6 等，描记各个导联的心电图，并在记录纸上注明各导联代号。

（6）测量与分析：利用圆规和直尺进行心电图的测量和分析。

① 仔细辨认心电图中的 P 波、QRS 波群、T 波、PR 间期、ST 段、QT 间期等。

② 心电图中各波的波幅及时间的测量：心电图纸上的方格中，横坐标表示时间，每小格代表 0.04 s；纵坐标表示电压，每小格代表 0.1 mV。测量各波的波幅时，凡向上的波，应测量自基线上缘至波峰顶点的垂直距离；凡向下的波，应测量基线下缘至波谷最低点的距离。以标准导联 Ⅱ 的结果为例，测量各波电压幅值、PR 间期及 QT 间期，观察 ST 段有无移位。

③ 心率的测量：测量心率时，首先要测量相邻两个心动周期的 PP 间期（或 RR 间期），PP 间期就是心电图纸上每相邻两个 P 波间的时间，RR 间期是相邻两个 R 波间的时间，均代表一个心动周期。然后再代入下面的公式计算出心率（HR）：

$$HR=60/RR 间期（次/min）$$

或

$$HR=60/PP 间期（次/min）$$

如律不齐，应测量 5 个 RR 间期，求其平均值。正常窦性心率为 60～100 次/min。

④ 心律的分析：包括心律是否规则，有无期前收缩或异位节律。根据 P 波决定基本心律。窦性心律的心电图表现为：P 波在肢体导联 Ⅱ 中直立，胸导联 aVR 中倒置；PR 间期正常，其时间值范围为 0.12～0.20 s。

【注意事项】

（1）室内温度应适宜，受试者全身肌肉尽量放松，避免深呼吸动作，否则会影响记录。

（2）记录心电图时，应尽量排除各种干扰。

（3）应保持电极与皮肤紧密接触。

【思考题】

（1）简述心电图各波的生理意义。

（2）当房室交界区发生病变时，心电图会发生什么变化？

（丁洁琼）

实验十五　蛙心起搏点分析

【实验目的】

通过结扎阻断窦-房兴奋传导或房-室兴奋传导,观察蛙心起搏点的部位和心脏不同部位自律细胞自律性的高低。

【实验原理】

心脏的特殊传导系统细胞都具有自律性,但心脏各部分的自律性高低各不相同。在正常情况下,哺乳动物心脏中,窦房结的自律性最高,它主导整个心脏的节律性兴奋和收缩,是正常时的起搏点,且它产生的兴奋可向其他心肌组织扩布,依次激动心房肌、房室交界区、房室束、浦肯野纤维和心室肌,最后导致整个心脏产生兴奋和收缩。

两栖类动物心脏的正常起搏点是静脉窦,通过结扎将静脉窦与心房之间、心房与心室之间的兴奋传导途径阻断,则静脉窦以外的其他自律性细胞由于不再受静脉窦节律的控制,将显示出各自的自律性。由于两栖类动物心脏对环境的要求低,故常选作实验动物。

【实验对象、药品与器械】

(1)动物:青蛙或蟾蜍。

(2)药品:任氏液。

(3)器械:蛙板、毁髓针、粗剪刀、手术镊、眼科剪、玻璃分针、图钉、搪瓷碗、培养皿、滴管、细线。

【实验方法】

(1)取青蛙或蟾蜍一只,用毁髓针破坏脑和脊髓后,将蛙仰卧固定在蛙板上。用粗剪刀剪开胸部皮肤并沿中线剪开胸骨,将胸骨向两侧牵拉,充分暴露心包和心脏。

(2)用眼科剪剪开心包膜,暴露心脏。仔细辨识蛙心脏各部分结构(主动脉干、动脉圆锥、心房、心室、房室沟),再用玻璃分针将心脏向上翻,在背面可见搏动的静脉窦、心房和心室。在静脉窦与心房交界处有一半月形白线,即窦房沟,它是静脉窦与心房之间的分隔膜。

(3)仔细观察静脉窦、心房、心室的收缩顺序,记录三者的收缩频率。

（4）在主动脉干下穿一细线。用玻璃分针将心脏翻向头端后，用准备的细线沿窦房沟处作第一次结扎，以切断静脉窦和心房之间的兴奋传导。观察并记录静脉窦、心房和心室三者的收缩频率。

（5）在房室沟处，用细线作第二次结扎，以阻断心房、心室间的兴奋传导。观察并记录下静脉窦、心房和心室三者的收缩频率。

（6）根据以上结果，分析两栖类动物心脏起搏点的位置是在静脉窦、心房和心室中的哪一处。

【注意事项】

（1）操作过程中，要经常用任氏液湿润心脏，保持心脏正常的兴奋性。
（2）结扎部位一定要准确。

【思考题】

为什么在正常情况下哺乳动物的心脏起搏点是窦房结，而不是其他自律性细胞？

（丁洁琼）

实验十六　期前收缩和代偿间歇

【实验目的】

(1) 学习记录在体蛙心搏曲线的方法。

(2) 掌握期前收缩与代偿间歇产生的机制。

【实验原理】

当心肌细胞产生兴奋时,其兴奋性可发生一系列的周期性变化,分为有效不应期、相对不应期、超常期。心肌细胞有效不应期相对较长,在时间上约相当于一个心动周期的整个收缩期和舒张早期。在有效不应期内,无论给予多大强度的刺激,均不能使心肌细胞再次产生动作电位和收缩。而在舒张中晚期,即有效不应期之后,给予心肌一定强度的阈上刺激,则可在下次窦房结兴奋到达之前,提前产生一次兴奋和收缩,称为期前收缩。而期前兴奋也有自身的有效不应期,如果紧接在期前兴奋之后到达的正常节律性兴奋,正好落在此期前兴奋的有效不应期内,则此次正常节律性兴奋将不能引起心室兴奋和收缩,而使心室活动停滞于舒张状态,直到下次正常节律性兴奋到达时,心室才恢复正常的节律性收缩。因此,在期前收缩之后往往会出现一段较长时间的舒张间歇期,称为代偿间歇。

【实验对象、药品与器械】

(1) 动物:青蛙或蟾蜍。

(2) 药品:任氏液。

(3) 器械:BL-420 生物机能实验系统、张力换能器、刺激电极、蛙板、毁髓针、粗剪刀、手术镊、眼科剪、玻璃分针、图钉、搪瓷碗、培养皿、小烧杯、滴管、细线、蛙心夹、铁支架、双凹夹。

【实验方法】

(1) 用毁髓针破坏青蛙或蟾蜍的脑和脊髓后,将动物仰卧固定在蛙板上。自剑突两侧下颌角方向剪开胸部皮肤,用手术镊提起胸骨,剪开两侧肌肉,再伸入胸腔,剪去胸骨,暴露心包,注意勿伤及心脏、血管。用手术镊提起心包膜,剪开心包膜暴露心脏。

(2) 将连有细线的蛙心夹在心舒期夹住蛙心尖部少许。

（3）将蛙心夹上的细线连接至张力换能器的簧片孔上,再将张力换能器固定于铁支架上。调节张力换能器的高度,使蛙心夹上连线与蛙心在一条垂直线上。注意连线不宜绷得太紧。张力换能器的输入端与 BL-420 生物机能实验系统的通道 1 接口相连。

（4）将刺激电极的插头与 BL-420 生物机能实验系统的刺激接口相连。刺激电极中的一根连至蛙心夹上,另一根则固定在青蛙的腹壁上。

（5）启动计算机,进入 BL-420 生物机能实验系统主窗口,单击主菜单中"实验项目"→"循环实验"→"期前收缩-代偿间歇",适当调节实验参数以获得最佳的实验效果。

（6）描记一段正常的蛙心搏曲线。注意辨别心搏曲线的收缩期与舒张期。

（7）调整刺激强度,分别在蛙心收缩期、舒张早期、舒张中晚期给予心室适当的单个阈上刺激,观察心搏曲线的变化。

（8）记录实验结果并进行分析。

【注意事项】

（1）实验过程中,随时滴加任氏液以保持心脏的湿润。
（2）用蛙心夹夹住心尖时应当避免刺破心脏。
（3）注意保护张力换能器,不要过分牵拉。

【思考题】

（1）破坏脑和脊髓后,心脏为何还会跳动?
（2）期前收缩和代偿间歇的产生机制是怎样的?
（3）连续电刺激心室肌,是否会产生如骨骼肌那样的强直收缩?为什么?

（丁洁琼）

实验十七　离子、神经体液因素及药物对离体蛙心收缩功能的影响

【实验目的】

(1) 学习离体蛙心灌流方法。

(2) 观察 Na^+、K^+、Ca^{2+} 对离体心脏活动的影响。

【实验原理】

离体的两栖类动物心脏如能保持在适宜的环境中,在一定时间内仍能维持自动节律性的舒缩活动。而内环境稳态则是维持心脏正常节律性舒缩活动的必要条件。内环境中相关离子浓度的改变及酸碱性等理化性质的改变都会对蛙心舒缩活动产生一定的影响。心脏受心交感神经和心迷走神经双重神经支配,交感神经兴奋时,其末梢释放的去甲肾上腺素可通过激活心肌细胞膜上的 β 受体,产生正性变力、正性变时、正性变传导的作用,即心肌收缩力加大、心率加快、传导性增加。迷走神经兴奋时,其末梢释放的乙酰胆碱则通过激活心肌细胞膜上的 M 受体,产生负性变力、负性变时、负性变传导的作用,即心肌收缩力减弱、心率减慢、传导性减弱。

本实验是用任氏液提供与两栖类动物细胞外液相似的内环境,使其维持正常的节律性活动,并在此基础上改变任氏液中的离子成分、酸碱性或加入药物来观察其对蛙心活动的影响。

【实验对象、药品与器械】

(1) 动物:青蛙或蟾蜍。

(2) 药品:任氏液、0.65% NaCl 溶液、2% $CaCl_2$ 溶液、1% KCl 溶液、3%乳酸溶液、2.5% $NaHCO_3$ 溶液、10^{-4}肾上腺素溶液、10^{-4}乙酰胆碱溶液、0.05% 硫酸阿托品溶液、0.025%毒毛花苷 K 溶液、10^{-4}普萘洛尔溶液。

(3) 器械:BL-420 生物机能实验系统、张力换能器、玻璃蛙心插管、蛙心夹、蛙板、毁髓针、粗剪刀、手术镊、眼科剪、玻璃分针、图钉、搪瓷碗、培养皿、小烧杯、滴管、细线、铁支架、双凹夹。

【实验方法与步骤】

1. 制备离体蛙心标本

（1）取青蛙或蟾蜍一只，用毁髓针破坏脑和脊髓，仰位固定于蛙板上。打开胸腔，暴露心脏。

（2）观察心脏的结构。仔细识别心房、心室、动脉圆锥、主动脉、静脉窦等。心脏下方是心室（蛙只有一个心室），上方是两个心房。心室右上角连着动脉干，动脉干根部膨大为动脉圆锥。动脉向上分成两支。将心脏翻向头侧，心脏背面两心房下面可以看到紫红色的膨大部分，为静脉窦，相当于人的窦房结。

（3）在左主动脉干下方穿一根细线，打一活结备用，再在右主动脉下穿一根线并结扎。

（4）在左主动脉根部的前壁，剪开一 V 形切口，注意切勿剪断动脉。

（5）将充满任氏液的玻璃蛙心插管向动脉圆锥方向插入左主动脉，插至动脉圆锥时略向后退，在心室收缩时，向心室后壁方向下插，经主动脉瓣插入心室腔内。此时可见蛙心插管内液面随心脏跳动而上下移动。将预先打好活结的细线扎紧，并固定在蛙心插管壁的玻璃小钩上防止滑脱。用滴管吸去蛙心插管内液体，用任氏液反复冲洗，至蛙心插管内液体澄清为止。保持套管内液面高度在 1.5～2 cm。

（6）小心提起蛙心插管和心脏，剪断与心脏相连的血管，注意勿伤及静脉窦。在静脉窦的远方可将腔静脉结扎。用连线的蛙心夹在心舒期夹住心尖。

2. 仪器连接

将蛙心插管用双凹夹固定在铁支架上，将蛙心夹上的连线连接到张力换能器的簧片孔上，连线应保持垂直，松紧适度。张力换能器的输入端插头连接至 BL-420 生物机能实验系统通道 1，实验系统通过 USB 接口与计算机相连。做好描记心搏曲线的准备。

3. 启动 BL-420 生物机能实验系统

启动计算机，进入 Windows 操作系统，双击桌面上的 BL-420 生物机能实验系统，进入 BL-420 生物机能实验系统主界面。选择"实验项目"→"循环实验"→"蛙心灌流"。开始描记一段正常心搏曲线。

4. 蛙心灌流实验观察

（1）描记好正常心搏曲线后，将蛙心插管内任氏液全部吸出，加入 2～6 滴 0.65% NaCl 溶液，观察并记录心搏曲线的变化。当心搏曲线出现明显变化时，立即用滴管吸去蛙心插管中的灌流液，用新鲜任氏液清洗 2～3 次，直至曲线恢复正常。

(2) 向蛙心插管中加入 1～2 滴 2% $CaCl_2$ 溶液,观察并记录心搏曲线变化。待心搏曲线出现明显变化后,立即更换任氏液(方法同上),直至曲线恢复正常。

(3) 向蛙心插管中加入 1～2 滴 1% KCl 溶液,观察并记录心搏曲线的变化。待心搏曲线有明显变化后,立即更换任氏液(方法同上),直至曲线恢复正常。

(4) 向蛙心插管中加入 1～2 滴 10^{-4} 肾上腺素溶液,观察并记录心搏曲线的变化。待心搏曲线有明显变化后,立即更换任氏液(方法同上),直至曲线恢复正常。

(5) 向蛙心插管中加入 1～2 滴 10^{-4} 乙酰胆碱溶液,观察并记录心搏曲线的变化。待心搏曲线有明显变化后,立即更换任氏液(方法同上),直至曲线恢复正常。

(6) 向蛙心插管中加入 1～2 滴 3% 乳酸溶液,观察心搏曲线的变化,待出现明显效应后,立即滴加 2.5% $NaHCO_3$ 溶液 2～4 滴,观察其心跳恢复过程。

5. 观察药物对蛙心搏动的影响

(1) 当心搏曲线稳定后,向蛙心插管内加入 0.025% 毒毛花苷 K 溶液 0.1～0.2 mL,观察心搏曲线的变化。

(2) 每隔 30 s 向蛙心插管内任氏液中加入 0.025% 毒毛花苷 K 溶液 0.2 mL,观察心搏曲线的变化(直至出现期前收缩或心动过速)。

(3) 当出现心律失常后,向蛙心插管内任氏液中加入 2～4 滴 1% KCl 溶液,观察心搏曲线的变化。待心搏曲线有明显变化后,立即用新鲜任氏液清洗 2～3 次,直至曲线恢复正常。

(4) 向蛙心插管中加入 1～2 滴 10^{-4} 肾上腺素溶液,观察并记录心搏曲线的变化。待心搏曲线有明显变化后,应立即加入 10^{-4} 普萘洛尔溶液 1～2 滴,待心搏曲线有明显变化后,立即用新鲜任氏液清洗 2～3 次,直至曲线恢复正常。

(5) 向蛙心插管中加入 1～2 滴 10^{-4} 乙酰胆碱溶液,观察并记录心搏曲线的变化。待心搏曲线有明显变化后,应立即加入 0.05% 硫酸阿托品溶液 1～2 滴,观察并记录心搏曲线变化。待心搏曲线有明显变化后,立即用新鲜任氏液清洗 2～3 次,直至曲线恢复正常。

【注意事项】

(1) 每次换液前后,蛙心插管内的液面高度应该保持一致。

(2) 蛙心插管过程中注意避免损伤心室和静脉窦。

(3) 本实验所用药液种类较多,为避免污染,用以添加各种药液的滴管要专药专用,不可混用。

(4) 每次添加药液时,先加 1～2 滴,用吸管混匀后如作用不明显再补加。

(5) 每次添加药液后看到明显效应时,应立即用新鲜任氏液清洗,直至心搏曲线恢复正常后再进行下一个观察项目。

(6) 由于本实验观察内容较多,可分组观察不同药物对心搏曲线的影响。

【思考题】

（1）实验过程中，为什么蛙心插管内的液面高度要保持一致？

（2）分析滴加各种离子及酸碱后，心搏曲线发生变化的机制。

（丁洁琼）

实验十八　家兔动脉血压的神经、体液调节

【实验目的】

（1）学习动脉血压的直接测量法。

（2）观察神经、体液因素对家兔心血管活动的作用和影响,加深对心血管活动调节机制的理解。

【实验原理】

动脉血压是心脏和血管功能活动的综合指标。在正常情况下,人体的动脉血压是保持相对恒定的。这种相对恒定主要是通过神经和体液因素的调节而实现的。反射活动是神经调节的基本方式。生理状态下,哺乳动物血压的相对稳定主要依赖于颈动脉窦-主动脉弓压力感受性反射。当动脉血压升高时,压力感受器传入冲动增加,引起压力感受性反射增强,心迷走神经紧张加强,心交感神经紧张和交感缩血管紧张减弱,表现为心率减慢、心肌收缩力减弱、心输出量减少、血管舒张和外周阻力减小,血压降低。而当动脉压下降时,压力感受器传入冲动将减少,引起压力感受性反射减弱,心迷走神经紧张减弱,心交感神经紧张和交感缩血管紧张增强,表现为心率增快、心肌收缩力增强、心输出量增加、血管舒张和外周阻力增大,血压升高。

心血管活动还受肾上腺素和去甲肾上腺素等体液因素的调节。肾上腺素和去甲肾上腺素对心脏和血管的作用既有共同点,又有不同点。相同之处在于都能兴奋心肌 β_1 受体,使心率增快,心输出量增加。不同之处在于对血管的作用,肾上腺素和血管平滑肌上的 α 受体和 β_2 受体结合能力都很强,因此对血管的效应以其受体数量来确定;去甲肾上腺素主要和 α 受体结合,与 β_2 受体结合的能力很差,因此无论该血管以何种受体为主,都表现为对血管的收缩作用,使外周阻力增加,动脉血压升高,但其对心脏的作用要比肾上腺素弱。

【实验对象、药品与器械】

（1）动物:家兔(2.5 kg)。

（2）药品:3%戊巴比妥钠溶液、肝素、10^{-4} 肾上腺素溶液、10^{-4} 乙酰胆碱溶液、生理盐水。

（3）器械:婴儿秤、哺乳类动物手术器械一套(手术刀、手术剪、手术镊、止血钳、玻璃分针、动脉夹)、兔手术台、绑腿绳、注射器(1 mL、20 mL)、动脉插管、气管插管、保护电极、刺激器、BL-420 生物机能实验系统、压力换能器、三通管、有色细线、纱布。

【实验方法与步骤】

1. 手术准备

(1) 麻醉、固定：将家兔称重后，由兔耳缘静脉缓慢注入 3% 戊巴比妥钠溶液(1 mL/kg(体重))。注射过程中注意观察家兔的角膜反射、四肢肌张力、呼吸和疼痛反射。将家兔麻醉后取仰卧位固定于兔手术台上。

(2) 颈部手术：

① 颈前部剪毛，从甲状软骨沿颈正中线切开皮肤 7~8 cm，逐层钝性分离皮下组织、肌肉，充分暴露气管和气管旁的血管神经束。在气管两侧寻找颈总动脉、颈迷走神经干、交感神经、降压神经。先仔细识别 3 条神经，其中迷走神经最粗，交感神经较细，降压神经最细，且常与交感神经紧贴在一起。然后将每条神经各分离出 2~3 cm，并在它们下方分别穿过一根颜色不同的经生理盐水浸湿的丝线以便区分和备用。神经分离完后，再用玻璃分针小心分离出颈总动脉 2~3 cm，其下穿线备用。

② 插气管插管：在甲状软骨 3~4 软骨环上作横切口，再向头端作纵切口，使切口呈倒 T 形，向胸腔方向插入气管插管，用线结扎固定。

③ 插入动脉插管：找到分离出来的左颈总动脉，下方穿两根备用线，用一根线将左颈总动脉的远心端(尽量靠头端)用线扎牢，近心端用动脉夹夹闭。用眼科剪在结扎线的近端剪一 V 形小口，沿向心方向插入已注满肝素生理盐水的动脉插管(注意事先排除管内的气泡，以免影响血压记录效果)，利用备用线将动脉插管与动脉扎紧，并固定。

2. 仪器连接

(1) 动脉插管与压力换能器的直管通过三通管相连，使压力换能器腔、动脉插管和大气相通，从压力换能器的侧管处三通管注入肝素生理盐水，排除气体，关闭此三通管。

(2) 将压力换能器的输入端与 BL-420 生物机能实验系统的前面板通道 1 接口相连，将刺激电极插头与 BL-420 生物机能实验系统的前面板刺激接口相连。

3. 启动生物机能实验系统

启动计算机，进入 Windows 操作系统，双击桌面上的 BL-420 生物机能实验系统，进入 BL-420 生物机能实验系统主界面。选择"实验项目"→"循环实验"→"兔动脉血压调节"实验模块。松开动脉夹，记录动脉血压。

4. 心血管活动的神经、体液调节实验

(1) 先描记一段正常血压曲线，并在记录的血压曲线上做好标记。一级波(心率波)频率与心率一致，幅度表示脉压，二级波(呼吸波)与呼吸周期有关。

（2）牵拉颈总动脉：用手拉住连接压力换能器一侧颈总动脉上方结扎线，向下牵拉（或用手指在下颌角处沿颈总动脉走行方向向头侧深处压迫颈动脉窦），观察血压、心率的变化。

（3）夹闭颈总动脉：在右侧颈总动脉下穿线，提起结扎线，用动脉夹夹闭，使颈总动脉血流停止 5～10 s，观察此时对动物的血压及心率的影响。

（4）待动物的血压及心率恢复稳定后，从耳缘静脉注射 10^{-4} 肾上腺素溶液0.2～0.3 mL，观察肾上腺素对血压及心率的影响。

（5）待动物的血压及心率恢复稳定后，再通过耳缘静脉注射 10^{-4} 乙酰胆碱溶液0.2～0.3 mL，观察乙酰胆碱对血压及心率的影响。

（6）在降压神经上作两处结扎，在两结扎线间剪断降压神经，用连续电刺激降压神经的中枢端和外周端，以观察电刺激降压神经对血压及心率的影响。

（7）在右侧迷走神经上作两处结扎，在两结扎线间剪断迷走神经。用连续电刺激迷走神经的外周端，以观察电刺激迷走神经的外周端对血压及心率的影响。

（8）观察刺激交感神经对耳血管网密度的影响：
① 先观察、比较两侧耳朵的血管直径和血管网密度。
② 结扎剪断右侧交感神经后，比较两耳血管的扩张程度和血管网密度。
③ 用连续电刺激右侧颈交感神经的头侧端（外周端），再比较两耳上述指标有无改变。

【注意事项】

（1）随时注意动脉插管的位置要与颈总动脉平行，特别是动物挣扎时，防止动脉插管扭转而阻塞血管或刺破血管。
（2）每项实验观察都要在血压相对稳定后，再进行下一项实验。
（3）每次静脉注射药物后，应立即注射 0.5 mL 生理盐水，以防止残留在导管中的药物影响下一次实验结果。

【思考题】

（1）分析实验各步中血压变化的机制。
（2）何谓降压反射？简述其过程。

（丁洁琼）

实验十九　家兔高钾血症

【实验目的】

（1）学习家兔高钾血症模型的复制方法。

（2）观察和熟悉高钾血症时家兔心电图变化的特征。

【实验原理】

高钾血症对机体的影响首先表现为明显的心脏毒性作用，出现多种心律失常。高钾血症早期，由于心室肌细胞动作电位三期复极时间缩短，心电图上主要表现为 T 波高尖；急性严重高钾血症时，可因重度传导阻滞或心肌兴奋性降低而引起心脏骤停。

【实验对象、药品与器械】

（1）动物：家兔（2 kg）。

（2）药品：20％氨基甲酸乙酯溶液、肝素生理盐水（125 U/mL）、5％ KCl 溶液。

（3）器械：婴儿秤、哺乳类动物手术器械一套（手术刀、手术剪、手术镊、止血钳、玻璃分针、动脉夹）、兔手术台、绑腿绳、注射器（1 mL、20 mL）、BL-420 生物机能实验系统。

【实验方法与步骤】

（1）麻醉、固定：将家兔称重后，从耳缘静脉缓慢注入 20％氨基甲酸乙酯溶液（5 mL/kg（体重））。注射过程中注意观察家兔肌张力、呼吸频率及角膜反射的变化。待家兔麻醉成功后，将其以仰卧位固定在兔手术台上。

（2）将导联线上的针形电极分别插入家兔四肢皮下，导线按右前肢（红色）、左前肢（黄色）、右后肢（黑色）、左后肢（绿色）的顺序连接。

（3）打开 BL-420 生物机能实验系统，选择"实验项目"菜单内的"急性高钾血症"，再选择"导联关"内的"Ⅱ导联"，描记模型复制前的心电图。若正常时 T 波高于 0.15 mV，宜改用Ⅰ导联（头胸导联），将右前肢电极插在下颏部皮下，左前肢的电极插在胸壁上相当于心尖部位的皮下。若 T 波仍高，则应更换家兔。

（4）记录一段正常心电图波形，然后向耳缘静脉内缓慢推注 5％ KCl 溶液，动态观察并描记异常心电图。

（5）注射过程中，当出现心室扑动或纤颤时，立即停止注射 KCl 溶液，随着时间的延长，如心电图波形逐渐恢复，可再次推注 5％ KCl 溶液，并观察心电图的变化。

（6）实验结束后，点击"停止"按钮，保存实验结果，然后打开此文件，工具栏上选择"图形剪辑"，剪取正常及典型异常波形，保存并打印。

【注意事项】

（1）麻醉深度要适宜，麻醉过深易抑制呼吸，如过浅，则动物在实验过程中因疼痛挣扎，会干扰心电图的记录。

（2）动物对注入 KCl 的耐受性有个体差异，有的动物需注入较多量的 KCl 才出现心电图异常。

（3）注射 KCl 时要控制输液速度，防止家兔猝死。

（4）记录心电图时应尽量避免导联线纵横交错。实验台要保持干燥。

【思考题】

注入 KCl 后，心电图变化有哪些特征？其电生理机制如何？

（曹　霞　卢　红）

实验二十　实验性急性右心功能不全模型制作

【实验目的】

（1）学习复制急性右心功能不全模型。

（2）观察急性右心功能不全时血流动力学的主要变化。

（3）通过对实验的观察和分析，加深对急性右心功能不全发生机制及病理变化的理解。

【实验原理】

通过给家兔静脉注射栓塞剂，造成家兔急性肺毛细血管栓塞，导致右心后负荷增加；然后快速输入大量生理盐水，导致右心前负荷增加，由此引起右心功能不全，机体发生体循环淤血、水肿，中心静脉压（CVP）升高，动脉血压下降等病理生理变化。

【实验对象、药品与器械】

（1）动物：家兔（2 kg）。

（2）药品：20%氨基甲酸乙酯溶液、肝素生理盐水、碳素墨水、生理盐水。

（3）器械：婴儿秤、哺乳类动物手术器械一套（手术刀、手术剪、手术镊、止血钳、玻璃分针、动脉夹）、兔手术台、绑腿绳、注射器（2 mL、20 mL）、BL-420 生物机能实验系统、压力换能器、中心静脉压测定装置（水检压计）、静脉输液装置、动脉插管、静脉插管、三通管、螺旋夹、细线。

【实验方法与步骤】

1．麻醉与手术

（1）麻醉、固定：将家兔称重，从耳缘静脉注入 20%氨基甲酸乙酯溶液（5 mL/kg（体重））麻醉后，将其仰卧固定于兔手术台上。（麻醉过程中注意观察家兔肌张力、呼吸频率及角膜反射的变化。）

（2）分离左颈总动脉和右侧颈外静脉：颈前部剪毛，沿颈正中线作长为 5~7 cm 的切口，逐层分离皮下组织、肌肉，充分暴露气管，分离左侧颈总动脉和右侧颈外静脉，并各穿两根细线备用。

（3）颈静脉插管：插管前，将充盈肝素生理盐水的静脉插管用三通管连接中心静脉压测定装置和静脉输液装置。经耳缘静脉注入肝素生理盐水（1 mL/kg（体重））

后,将右侧颈外静脉远心端结扎,在靠近结扎点的近端用眼科剪向心方向作一切口,再将备好的静脉插管由此切口向心方向插入颈静脉,结扎固定。

(4) 颈总动脉插管:将左侧颈总动脉的近心端用动脉夹夹闭后,远心端用细线扎牢。用眼科剪在结扎处的近端向心方向剪一切口,然后向心脏方向插入与压力换能器相连的充满肝素生理盐水的动脉插管,用细线将动脉插管与动脉扎紧并固定。然后将压力换能器输入端与 BL-420 生物机能实验系统的通道 2 接口相连。

2. 启动生物机能实验系统

打开 BL-420 生物机能实验系统,选择"输入信号"菜单内相应通道(如通道 2),以弹出"输入信号"子菜单,在其中选择"压力",以指定相应通道的输入信号类型。再使用鼠标单击工具条上的"开始"按钮,松开动脉夹,记录动脉血压。根据信号窗口中显示的波形,适当调节实验参数以获得最佳的实验效果。

3. 观察项目

(1) 完成手术操作和设备连接后,先让家兔静卧数分钟,待记录的动脉血压曲线和中心静脉压值稳定后,记录下此时的动脉血压、中心静脉压、心率和呼吸频率等,以上指标用作心功能不全实验的对照。其中中心静脉压采用水检压计测量技术:给水检压计注入生理盐水,排出管道中的气泡,使液面在 10 cmH$_2$O 刻度附近,用螺旋夹夹闭管道。上下调节水检压计位置,使水检压计的"0"位与被测动物心房处于同一水平面上,松开螺旋夹,见液面随呼吸波动,此时液面高度即为中心静脉压值。

(2) 经用 2 mL 注射器抽取碳素墨水后,按 1.0 mL/kg(体重)剂量,经家兔耳缘静脉缓慢注入。注射时密切观察动物血压、中心静脉压和呼吸频率,当动物血压开始下降时,立即停止注射,并检测上述各项指标。注射碳素墨水后观察 5 min,再检测各项指标一次。

(3) 通过静脉插管快速输入生理盐水 200 mL,输液速度为连滴呈线状。输液过程中注意观察上述各项指标的变化。若输液已经达到 200 mL/kg(体重),而动物各项指标的变化不显著,可再补充注入碳素墨水,直至上述各项指标的变化非常显著或动物死亡。

(4) 动物死亡后,可进行尸体解剖,观察有无胸水、腹水,注意心、肺、肝脏的外观和切面观变化,肠系膜血管充盈情况,以及肠壁有无水肿情况。

【注意事项】

(1) 本实验插管过程中,应尽量减少出血量。

(2) 长时间耳缘静脉注射容易刺穿静脉,可用带翼小儿头皮针穿刺耳缘静脉,用胶布固定翼片,并连接 1 mL 注射器,然后进行各种静脉注射。

(3) 给动物注入碳素墨水时,注射速度一定要缓慢,过快时容易造成严重急性肺梗死,动物会很快死亡。

【思考题】

(1) 家兔急性右心功能不全治疗前后,指标的变化机制是什么?

(2) 家兔肺脏出现了什么病理变化? 机制是什么?

(曹 霞 卢 红)

第八章　呼吸系统实验

实验二十一　膈神经放电的观察

【实验目的】

同步记录呼吸运动和膈神经放电,比较两者之间的关系,加深对呼吸运动调节的认识。

【实验原理】

正常的节律性呼吸运动来自呼吸中枢。呼吸中枢的活动通过传出神经(肋间神经和膈神经)引起肋间肌和膈肌的收缩。用引导电极引导膈神经动作电位发放或记录膈肌放电,都可作为呼吸运动的指标。

【实验对象、药品与器械】

(1)动物:家兔。

(2)药品:20%氨基甲酸乙酯溶液(或3%戊巴比妥钠溶液)、生理盐水、液状石蜡、尼可剎米注射液。

(3)器械:婴儿秤、哺乳类动物手术器械一套(手术刀、手术剪、手术镊、止血钳、玻璃分针、动脉夹)、兔手术台、绑腿绳、注射器(1 mL、20 mL)、BL-420 生物机能实验系统、气管插管、监听器(可选)、引导电极、张力换能器(可选)、固定支架、皮兜架、玻璃分针、CO_2 球胆(气袋)。

【实验方法与步骤】

1. 手术操作

(1)麻醉和固定:将家兔称重,用 20%氨基甲酸乙酯溶液 5 mL/kg(体重)或 3%戊巴比妥钠溶液 1 mL/kg(体重)经耳缘静脉注射麻醉后,仰位固定于兔手术台上。

(2)沿颈正中线切开皮肤 5~7 cm,分离皮下组织,插好气管插管。分离出两侧迷走神经,穿线备用。

(3)分离颈部膈神经:分离一侧颈部的软组织,在颈外静脉和胸锁乳突肌之间用止血钳向纵深分离,可见在脊柱腹外侧颈椎发出的第3、4、5颈神经(臂丛)向后外方走行。在颈椎旁的肌肉上(臂丛内侧)可见一较细的膈神经。膈神经由第4、5颈神经的腹支汇合而成,在较粗的臂丛神经的内侧横过并与之交叉,向后内侧走行,从斜方肌的腹缘进入胸腔。用玻璃分针将膈神经分离2 cm,穿线备用。将颈部一侧皮肤接地,以减少干扰。做好皮兜,注入38 ℃的液状石蜡,起保温、绝缘和防止神经干燥的作用。记录时将膈神经钩在悬空的引导电极上,避免触及周围组织,以减少干扰。

(4)若同时记录呼吸曲线,可制备膈肌小片,再与张力换能器相连(可选)。

2. 仪器的连接与调试

(1)将搭放有膈神经的引导电极输入接口与BL-420生物机能实验系统的通道1接口相连。启动BL-420生物机能实验系统后,从"实验项目"主菜单中的"呼吸实验"子菜单项选择"膈神经放电"模块,开始膈神经放电记录。

(2)张力换能器将呼吸运动的信号输入BL-420生物机能实验系统的通道2,选择"输入信号"→"通道"→"呼吸",记录呼吸波。

3. 观察项目

(1)观察正常情况下膈神经放电的基本波形,以及膈神经放电和呼吸节律之间的关系。

(2)将CO_2球胆与气管插管的一侧开口相连,让动物吸入CO_2,观察CO_2对膈神经放电和呼吸运动的影响。出现明显变化后,关闭CO_2球胆的阀门,让家兔呼吸逐渐恢复正常。

(3)于家兔耳缘静脉注射尼可刹米1 mL(50 mg),观察膈神经放电和呼吸运动之间的关系。

(4)切断一侧迷走神经干后,观察呼吸运动及膈神经放电有何变化,再切断另一侧迷走神经,观察呼吸运动及膈神经放电的变化。

【注意事项】

(1)分离膈神经时动作要轻柔,不能损伤神经,分离要干净。

(2)勿损伤膈肌造成气胸。

(3)引导电极尽量放在膈神经外周端,以便信号不好时向中枢端移动。

(4)动物和仪器的接地要可靠。

(5)神经分离后勿使神经干燥,否则会影响其传导动作电位的功能。

【思考题】

（1）吸入 CO_2，膈神经的放电有何变化？是通过什么途径实现的？

（2）静脉注射尼可刹米以后，膈神经放电有何变化？为什么？

（3）膈神经在呼吸运动调节过程中起何作用？膈神经放电在吸气和呼气时有何区别？

（唐　琼）

实验二十二　家兔呼吸运动的调节

【实验目的】

(1) 学习呼吸运动的记录和分析方法。

(2) 观察各种因素对呼吸运动的影响,并分析其作用途径。

【实验原理】

呼吸运动是呼吸中枢节律性活动的反映。在不同生理状态下,呼吸运动所发生的适应性变化有赖于神经系统的反射性调节,其中较为重要的有呼吸中枢、肺牵张反射、本体感受性反射以及化学感受器的反射性调节。因此,体内外各种刺激可以直接作用于中枢部位或通过不同的感受器反射性地影响呼吸运动,导致呼吸节律产生适应性变化,改变肺通气量,以维持血中氧气和二氧化碳含量在正常水平。

【实验对象、药品与器械】

(1) 动物:家兔。

(2) 药品:20％氨基甲酸乙酯溶液、2％乳酸溶液、生理盐水。

(3) 器械:婴儿秤、哺乳类动物手术器械一套(手术刀、手术剪、手术镊、止血钳、玻璃分针、动脉夹)、兔手术台、绑腿绳、注射器(1 mL、10 mL)、BL-420 生物机能实验系统、纱布、棉线、气管插管、捆绑式呼吸换能器、双凹夹、铁支架、钠石灰瓶、CO_2 球胆、50 cm 长的橡皮管等。

【实验方法与步骤】

1. 手术操作

(1) 麻醉与固定:取家兔一只,称重,经耳缘静脉缓慢注射 20％氨基甲酸乙酯溶液(5 mL/kg(体重))进行麻醉。将麻醉后的家兔仰位固定于兔手术台上。

(2) 气管插管:用弯的手术剪将颈部手术野的被毛剪去。沿颈部正中线作一长为 5～7 cm 的皮肤切口,钝性分离暴露气管。气管下穿一丝线,打一活结。在气管上作一倒 T 形切口,将气管插管口径小的一侧管沿向心方向插入气管中,用线结扎固定。

(3) 迷走神经分离:在颈部,神经与颈总动脉被结缔组织膜束在一起,形成血管神经束。用左手拇指和食指轻轻捏住一侧皮肤切口和肌肉,稍向外翻,即可将血管神经束翻于食指之上,可清楚看到3条粗细不同的神经,其中迷走神经最粗,呈白色,一般位于外侧。用玻璃分针沿纵向小心分离其外的结缔组织膜,分离出2 cm,即可穿线备用。用同样方法分离另一侧迷走神经,穿线备用。

2. BL-420生物机能实验系统的调试

(1)仪器连接:将捆绑式呼吸换能器系缚于在家兔剑突下的胸廓处,松紧适宜,将呼吸换能器的输入端与BL-420生物机能实验系统的通道1接口相连。调整呼吸换能器缚线的松紧度,使记录的呼吸运动曲线有一定的幅度。也可使用张力换能器记录呼吸运动曲线。

(2)按程序进入计算机操作系统。

(3)进入BL-420生物机能实验系统主界面的菜单条"实验项目"栏,选择"呼吸实验"中"呼吸运动调节"项。

(4)记录前根据实验要求适当调整各项参数。

3. 观察项目

描记一段正常呼吸曲线,曲线幅度代表家兔呼吸的深浅度,单位时间内的曲线峰数代表呼吸频率。识别曲线上吸气、呼气的波形方向,然后按以下实验项目进行观察。

(1)将气管插管开口端与CO_2球胆的橡皮管口相对,打开CO_2球胆上的螺旋,使一部分CO_2进入气管插管内,观察呼吸运动有何变化。

(2)将气管插管一侧管口夹闭,另一侧管口通过钠石灰瓶与盛有一定量空气的气囊相连,使呼出的CO_2被钠石灰吸收。随着呼吸的进行,气囊内的氧气便越来越少,观察呼吸运动的变化情况。

(3)将气管插管开口端连接一根50 cm长的橡皮管,使无效腔增大,观察对呼吸运动的影响。

(4)由耳缘静脉注入2%乳酸溶液2 mL,观察呼吸运动的变化。

(5)分别观察和记录切断一侧迷走神经和双侧迷走神经以后呼吸运动的变化。

【注意事项】

(1)动物麻醉不可过深,否则会影响实验结果。

(2)气管插管前应确切止血并注意清除气道异物,以免气道堵塞。

(3)注射乳酸时注意勿漏至血管外,以免家兔躁动。

【思考题】

(1)缺氧、CO_2吸入增加对呼吸有什么影响?为什么?

（2）为什么静脉注射乳酸会影响呼吸运动？

（3）迷走神经在呼吸调节过程中有何作用？

（唐　琼）

实验二十三　大白鼠急性实验性肺水肿

【实验目的】

（1）学习大白鼠急性实验性肺水肿模型的复制方法。
（2）了解大白鼠肺水肿的表现及发生机制。

【实验原理】

通过大白鼠腹腔注射肾上腺素，引起外周血管收缩，大量的血液涌入低阻力的肺循环，使肺毛细血管内压升高、通透性增高，导致肺水肿。

【实验对象、药品与器械】

（1）动物：大白鼠。
（2）药品：0.1％盐酸肾上腺素注射液、生理盐水。
（3）器械：抓鼠手套、天平、手术剪、镊子、滤纸、棉线、2 mL 注射器。

【实验方法与步骤】

（1）取 100 g 左右大白鼠两只，观察大白鼠呼吸频率、深度及一般情况。取其中一只作为实验鼠，腹腔注射 0.1％盐酸肾上腺素注射液 1 mL，观察大白鼠的变化，尤其是呼吸是否急促，口鼻有无泡沫样液体流出。10 min 后如果上述变化不明显，可适量追加肾上腺素，直至出现明显的肺水肿表现。

（2）大白鼠死亡后，准确称取其尸体重量并记录，然后进行解剖。用手术剪沿正中线剪开大白鼠胸前壁，分离气管，在气管分叉处上方用棉线结扎，以防水肿液流出。在紧靠结扎处上方剪断气管，牵拉棉线取出心肺。然后用镊子分离出心脏（勿损伤肺），保留肺组织。用滤纸吸取肺脏表面的血渍，用天平准确称取肺重量并记录，按下面的公式计算肺系数：

$$肺系数 = \frac{肺重量（g）}{体重（kg）}$$

正常大白鼠肺系数为 4.0～8.0。

（3）将另一只大白鼠作为对照鼠，将第（1）步中腹腔注射药物由 1％盐酸肾上腺素注射液改为等量的生理盐水，用颈椎脱臼法将对照鼠处死，其余实验步骤与实验鼠相同。

（4）比较两个肺的体积、颜色有何不同。

【注意事项】

（1）解剖取肺时，勿损伤和挤压肺组织，以防水肿液流出，并尽可能将肺组织分离干净，以免影响肺系数值。

（2）尽可能做到两只大白鼠大小、气管结扎部位和剪断处一致。

【思考题】

（1）两只大白鼠肺组织的体积、颜色有何不同？为什么？

（2）若实验结果与理论不相符，试分析其原因。

（曹　霞　陈红霞）

实验二十四　小白鼠实验性缺氧症

【实验目的】

（1）学习小白鼠低张性和血液性缺氧模型的复制方法。

（2）观察两种类型缺氧对小白鼠呼吸和皮肤、黏膜颜色的影响,掌握缺氧的机制。

【实验原理】

将小白鼠放入密闭瓶内,由于氧气被小白鼠利用,造成瓶内氧分压逐渐降低,以此模拟低张性缺氧。在聚集高浓度的 CO 环境下,促使动物体内形成大量 HbCO,导致血液性缺氧。通过腹腔注射亚硝酸钠,导致动物体内形成大量高铁血红蛋白,也会引起血液性缺氧。

【实验对象、药品与器械】

（1）动物:小白鼠。

（2）药品:钠石灰（NaOH·CaO）、甲酸、浓硫酸、2.5％亚硝酸钠溶液、1％美蓝溶液、生理盐水。

（3）器械:125 mL 广口瓶（带塞）、秒表、CO 发生装置、酒精灯、吸管（2 mL、5 mL）、镊子、1 mL 注射器。

【实验方法与步骤】

1. 低张性缺氧

（1）取 125 mL 带塞的密闭广口瓶两个,其中一个放入一小包钠石灰（约 5 g,可吸收 CO_2）。

（2）取体重相近的健康小白鼠两只,观察一般情况。将一只小白鼠放入空的广口瓶内,另一只小白鼠放入盛有钠石灰的广口瓶内,塞紧瓶塞,观察两只小白鼠的呼吸频率及深度、皮肤和黏膜的颜色等指标的变化,并记录存活时间。

2. 血液性缺氧

（1）CO 中毒:

① 取甲酸 3 mL,放入试管内,加入浓硫酸 2 mL ,塞紧软木塞。

② 取一只小白鼠,放入与 CO 发生装置相连的广口瓶内,并盖好瓶塞。

③ 试管中如没有气泡产生或气泡产生量较少,可用酒精灯加热,加速 CO 的生成。

$$HCOOH \xrightarrow{H_2SO_4} H_2O + CO \uparrow$$

④ 观察 CO 中毒过程中动物上述指标的变化。在小白鼠出现极度兴奋时(或出现呼吸不规则时),立即打开瓶塞,取出小白鼠,放于通风处,并观察小白鼠的皮肤、黏膜颜色的变化。待动物完全恢复后,重复上述操作,直至小白鼠死亡。

(2) 亚硝酸盐中毒:

① 取体重相近的小白鼠三只,观察呼吸、活动情况,以及皮肤、黏膜的颜色。

② 向第一只小白鼠腹腔注射 2.5％亚硝酸钠溶液 0.3 mL,并迅速加注 1％美蓝溶液 0.3 mL;第二只注射亚硝酸钠溶液后加注生理盐水 0.3 mL;第三只注射 2.5％亚硝酸钠溶液后,观察小白鼠活动情况,待小白鼠活动明显减弱时再腹腔注射 1％美蓝溶液0.3 mL。

③ 观察三只小白鼠的不同变化,记录死亡小白鼠的死前表现和死亡时间。

【注意事项】

(1) 低张性缺氧实验中的广口瓶一定要密闭。

(2) CO 为有毒气体,实验时实验室要通风换气,实验结束后要及时处理药品。

(3) 酒精灯加热以出现大量微泡为度(不可出现长时间沸腾),勿使 CO 产生过多过快,否则小白鼠很快死亡而导致 CO 中毒的表现不典型。

(4) 实验结束后,未死亡的实验小白鼠均处死。

【思考题】

(1) 两种类型缺氧对动物呼吸各有何影响?

(2) 两种类型缺氧小白鼠皮肤、黏膜颜色有何不同?

(曹　霞　陈红霞)

第九章　消化系统实验

实验二十五　胃肠运动的观察

【实验目的】

（1）观察在体兔胃和小肠的运动形式。

（2）观察神经和体液因素对胃肠道运动的影响。

【实验原理】

胃肠的主要运动形式是蠕动和分节运动。在整体情况下，胃肠运动接受自主神经系统的控制和体液因素的影响。

【实验对象、药品与器械】

（1）动物：家兔。

（2）药品：生理盐水、20％氨基甲酸乙酯（或 3％戊巴比妥钠）溶液、10^{-4}乙酰胆碱溶液、10^{-4}肾上腺素溶液、新斯的明注射液（1 mg/mL）、阿托品注射液（0.5 mg/mL）。

（3）器械：婴儿秤、哺乳类动物手术器械一套（手术刀、手术剪、手术镊、止血钳、玻璃分针、动脉夹）、兔手术台、绑腿绳、注射器（1 mL、20 mL）、气管插管、玻璃分针、刺激器及保护电极、纱布、棉线。

【实验方法】

1. 手术操作

（1）麻醉和固定：将家兔称重，用 20％氨基甲酸乙酯溶液（5 mL/kg（体重））或 3％戊巴比妥钠溶液（1 mL/kg（体重））经耳缘静脉注射麻醉后，仰位固定于兔手术台上。

（2）沿颈正中线切开皮肤 5～7 cm，分离皮下组织，插好气管插管。自剑突下沿腹部正中线切开腹壁，打开腹腔，暴露胃和肠。

（3）在膈下食管末端找到并分离出膈下迷走神经的前支 1～2 cm，穿线备用；以温热盐水纱布将肠推向右侧，在左侧腹后壁肾上腺的上方找到并分离出左侧内脏大神经 1～2 cm，穿线备用。

2. 观察项目

（1）直接观察正常情况下胃和小肠的运动。注意胃的形状、紧张度，以及有无运动；小肠的运动形式，有无分节运动、蠕动。

（2）用中等强度重复电刺激（0.2 ms、2～5 V）作用于膈下迷走神经，观察胃肠运动的变化。

（3）用中等强度重复电刺激作用于左侧内脏大神经，观察胃肠运动的变化。

（4）从耳缘静脉注射 10^{-4} 乙酰胆碱溶液 0.5 mL，观察胃肠运动的变化。

（5）从耳缘静脉注射 10^{-4} 肾上腺素溶液 0.5 mL，观察胃肠运动的变化。

（6）将 1 mg/mL 新斯的明注射液 4～5 滴直接滴到一段肠壁上，观察此段小肠运动的变化。

（7）将 0.5 mg/mL 阿托品注射液 6～8 滴直接滴到一段肠壁上，观察此段小肠运动的变化。再在同段小肠上重复观察项目（2）、（4）和（6），观察结果有何不同。

【注意事项】

（1）应随时用温热的生理盐水湿润胃肠，起保温及防止胃肠表面干燥的作用。

（2）每进行一项实验后，应等待胃运动基本恢复稳定，再进行下一项观察项目。

【思考题】

使用阿托品前后，刺激迷走神经离中枢端和注射乙酰胆碱的胃肠运动变化有何不同？机制是什么？

（唐　琼）

实验二十六　小肠水分吸收与渗透压的关系

【实验目的】

观察小肠对水分的吸收,掌握小肠吸收与肠内容物渗透压的关系。

【实验原理】

营养物质吸收的主要场所是小肠。水分的吸收是被动渗透的过程。肠内容物的渗透压是制约小肠吸收水分的重要因素,即只有当肠腔内为低渗溶液时,水分才会由肠腔向血液转移。而当肠腔内为高渗或等渗溶液时,肠腔内水分会出现反渗透(由血液向肠腔转移)或不被吸收。

【实验对象、药品与器械】

(1) 动物:家兔。

(2) 药品:20%氨基甲酸乙酯溶液、蒸馏水、生理盐水、硫酸镁饱和溶液。

(3) 器械:婴儿秤、哺乳类动物手术器械一套(手术刀、手术剪、手术镊、止血钳、玻璃分针、动脉夹)、兔手术台、绑腿绳、注射器(1 mL、20 mL)、棉线。

【实验方法与步骤】

1. 手术操作

(1) 将家兔用20%氨基甲酸乙酯溶液(5 mL/kg(体重))经耳缘静脉注射麻醉后,仰位固定于兔手术台上。自剑突下沿腹部正中线切开腹壁,打开腹腔,暴露胃和肠。

(2) 从腹腔拉出一段长约20 cm的小肠,在靠近十二指肠的一端用细线将该段小肠结扎。从结扎线处开始,将小肠内容物轻轻向肛门方向挤去,使之尽量排空。然后,从第一处结扎线开始,在每间隔1~2 cm处用细线共结扎三处肠管,形成三个等长且互不相通的肠段。

2. 观察项目

(1) 在这三段小肠的肠腔内,用注射器分别注入蒸馏水、生理盐水和硫酸镁饱和溶液3~4 mL,使三段小肠的充盈度一致。记下注射时间并做好标记后,将小肠放回腹腔,用止血钳夹闭腹腔,并在手术野上覆盖用温热生理盐水湿润的纱布。

（2）1 h后,打开腹腔,观察各肠段体积和充盈度的变化。

【注意事项】

（1）结扎肠段时应防止结扎到血管。
（2）注意实验动物的保温,以免影响小肠吸收的速度。

【思考题】

为什么可将硫酸镁饱和溶液用作泻药?

（唐　琼）

实验二十七　药物对离体小肠平滑肌收缩特性的影响

【实验目的】

（1）学习离体器官灌流的一种方法。

（2）了解哺乳动物消化道平滑肌的一般生理特性。

（3）观察某些药物对消化道平滑肌收缩运动的影响。

【实验原理】

哺乳动物的胃肠平滑肌具有自动节律性收缩、伸展性、紧张性和对理化刺激较敏感等一般生理特性。离体小肠如能置于相当于其内环境的灌流液（哺乳类动物离体小肠采用台氏液）中，便能在一段时间内保持正常功能，于是可观察到小肠平滑肌的自律性收缩。当内环境变化时，这种收缩的形式和程度都会发生变化。

【实验对象、药品与器械】

（1）动物：大白鼠或家兔。

（2）药品：20%氨基甲酸乙酯溶液、台氏液、10^{-4}肾上腺素溶液、10^{-4}乙酰胆碱溶液、1 mol/L NaOH 溶液、1 mol/L HCl 溶液、2% $CaCl_2$ 溶液。

（3）器械：婴儿秤、哺乳类动物手术器械一套（手术刀、手术剪、手术镊、止血钳、玻璃分针、动脉夹）、兔手术台、绑腿绳、注射器（1 mL、20 mL）、BL-420 生物机能实验系统、张力换能器、恒温平滑肌槽、培养皿、铁支架、棉线、双凹夹、温度计、O_2 球胆、长滴管、烧杯。

【实验方法与步骤】

1. 准备恒温平滑肌槽

恒温平滑肌槽（图 9-1）分为内槽、外槽。外槽（麦氏浴槽）内水温度恒定在 38 ℃。内槽（浴管）是一个允许台氏液循环的玻璃管。浴管底部有通空气和排液的共用口，一方面用充满 O_2 的球胆经胶管缓慢地向浴管底部通 O_2，另一方面可排出浴液，以便在每次加药前及时更换 38 ℃新鲜台氏液。

2. 制备离体小肠标本

将家兔用 20%氨基甲酸乙酯溶液麻醉后，打开腹腔，在胃与十二指肠交界处用

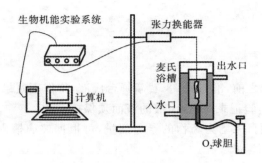

图 9-1 恒温平滑肌槽工作示意图

线结扎,将与肠管相连的肠系膜沿肠缘剪去,在近胃侧剪断肠管,向下取出约 20 cm 长的肠管。将离体肠管在 4 ℃左右的台氏液中洗净,用注射器抽取台氏液冲洗肠腔,然后将肠管剪成 2~3 cm 长的小段,浸泡于 4 ℃台氏液中备用。

3. 仪器连接与调试

(1)取一段制备好的肠段,两端用线结扎,一端系于麦氏浴槽内玻璃管的标本固定钩上,另一端系于张力换能器上,适当调节张力换能器的高度,使肠段勿过紧或过松。注意勿与周围管壁接触。张力换能器的输入端与 BL-420 生物机能实验系统的通道 1 相连。

(2)启动计算机,进入 Windows 操作系统,进入 BL-420 生物机能实验系统主窗口,选择“实验项目”→“消化实验”→“消化道平滑肌的生理特性”实验模块,记录离体小肠平滑肌的收缩曲线。

4. 观察项目

(1)记录离体肠段在 38 ℃新鲜台式液中的收缩曲线。注意观察收缩的频率和收缩的幅度。

(2)在槽内加入 1~2 滴 10^{-4} 乙酰胆碱溶液,观察小肠收缩有何变化。待作用效果出现后,立即用 38 ℃新鲜台氏液冲洗,使小肠收缩恢复正常。

(3)加入 1~2 滴 10^{-4} 肾上腺素溶液,待作用效果出现后,迅速按上法冲洗。

(4)用滴管加 2% $CaCl_2$ 溶液 2~3 滴,观察平滑肌收缩活动的变化;待作用效果明显后,经 38 ℃新鲜台氏液反复冲洗 3 次,待平滑肌节律收缩恢复稳定后,进行下一项观察。

(5)加入 2~3 滴 1 mol/L HCl 溶液,观察小肠收缩情况,冲洗肠段,使其恢复正常。

(6)加入 2~3 滴 1 mol/L NaOH 溶液,观察小肠收缩变化,出现变化后立即冲洗,使其恢复正常。

(7)将麦氏浴槽水浴温度降低至 25 ℃,观察小肠收缩情况,再将温度升至

38 ℃,观察小肠收缩情况。

【注意事项】

(1) 每次加药液之前,准备好 38 ℃新鲜台氏液,待作用效果出现后,立即进行充分冲洗。每次进行实验记录时,台氏液的液面须保持一致。

(2) 上述观察项目中均为药物的参考剂量,可根据玻璃槽内台氏液的多少以及肠管的兴奋性变化而增减。

(3) 通 O_2 时不宜过多过快,以看到陆续出现的单个气泡为宜。不要因为 O_2 的进入影响小肠收缩曲线的记录。

【思考题】

(1) 离体小肠的运动和离体蛙心的收缩对环境所需条件有何不同?

(2) Ca^{2+} 在小肠收缩中有何作用?

（唐　琼）

第十章 感官系统实验

实验二十八 视敏度测定

【实验目的】

掌握使用视力表测定视力的原理和方法。

【实验原理】

视敏度即视力,是人眼对物体形态细节的最大分辨能力,通常以能看清楚文字或图形所需的最小视角作为确定人眼视力的依据。视力表就是依据视角的原理制成的,临床上常用国际标准视力表来检查视力。常用的视力表有 12 行从上(大)到下(小)的"E"图形。当受试者在距离视力表 5 m 处观看视力表第 10 行"E"图形时,该行每个"E"的字迹缺口两缘在眼前所成视角为 $1'$ 视角,而将此时受试者的视力定为 1.0。

根据下述公式计算视力:

$$\frac{\text{受试者视力}}{1.0\text{视力}} = \frac{\text{受试者辨认某字的最远距离}}{1.0\text{视力辨认某字的最远距离}}$$

【实验对象与器械】

(1)实验对象:人。

(2)器械:国际标准视力表、指示棍、遮眼板、米尺。

【实验方法与步骤】

(1)将国际标准视力表悬挂在光线均匀、充足的墙面上,视力表高低适当。嘱受试者站在距离视力表 5 m 处进行测试。

(2)受试者用遮眼板遮住一只眼,用被测试眼观看视力表。根据指示棍放置的位置,说出相应"E"图形的开口方向。以受试者所能辨认清楚的最小"E"图形所对应的视力值作为受试者视力。由最大图形开始往下测试,直至受试者能辨认清楚的最小图形为止。若受试者对最上一行"E"图形也不能看清楚,则告知受试者向前移,直到能辨析为止。测量受试者与视力表的距离,再按上述公式计算其视力。

（3）用同样的方法检查另一只眼的视力。

【注意事项】

（1）测定视力时环境光线应适宜。

（2）受试者与视力表间隔距离应为 5 m。

【思考题】

（1）影响人的视力的因素有哪些?

（2）某人看远物时需要调节,看近物也不清楚,他可能是(　　　)。

A. 近视　　　　　　B. 远视　　　　　　C. 散光　　　　　　D. 老花眼

（孟　巍）

实验二十九　视野测定

【实验目的】

学习视野的测定方法,并了解其意义。

【实验原理】

视野是指在人的头部和眼球固定不动的情况下,眼睛观看正前方物体时所能看见的空间范围。测定视野有助于了解视网膜、视觉传导通路和视觉中枢的机能变化。视野大小不仅与视网膜上不同类型的感光细胞分布情况有关,而且受个体面部结构的影响。

【实验对象与器械】

(1) 实验对象:人。
(2) 器械:视野计,白、红、黑三色视标,视野图纸,铅笔。

【实验方法与步骤】

(1) 观察视野计的结构,并掌握其使用方法。

(2) 将视野计对着充足的光线放好,嘱受试者把下颌搁放在托颌架上,使其眼眶下缘轻靠在眼眶托上。调整托颌架的高度,使受试者眼与弧架的中心位点在同一水平面,并盯住该中心白点不动,再遮住另一只眼。

(3) 以黑色视标测量视野为例。首先,转动半圆弧至弧架中心点的正上方,使其处于垂直位(0°)。检查者站在一边,右手持黑色视标,使黑色视标从半圆弧的周边沿弧的内侧向弧架中心点方向慢慢移动。移动开始时,受试者可能看不清视标。移动到一定位置时,受试者刚刚能看到视标,记下此时视标所在处的经纬度数。如此重复测量一次,求其平均值,作为视野在此经纬度时的临界点,并标注在视野图表上。

(4) 按照同样的方法,依次转动半圆弧架,每次转动 45°再测定一次视野的临界点,共操作 7 次,在视野图纸上得出 8 个点。将此 8 个点依次连接起来,就得出黑色视野。

(5) 用同样方法测定出红、白两色的视野,画在同一记录纸上。

(6) 按照同样的方法,测定另一只眼的视野。

【注意事项】

（1）受试者单眼固定注视视野计中心的白点，测试该眼视野。

（2）色标的颜色应标准纯正。

【思考题】

（1）试分析当视觉传导通路发生障碍时对视野的影响。

（2）不同颜色视野大小排列顺序是（　　　）。

   A. 白＞黄＞绿＞红   B. 白＞黄＞红＞绿

   C. 白＞绿＞黄＞红   D. 白＞红＞绿＞黄

（孟　巍）

实验三十　盲 点 测 定

【实验目的】

掌握盲点测定的方法。

【实验原理】

视网膜上视神经穿出的部位没有感光细胞分布,当光线投射于此处视网膜上时并不能产生视觉,因此将此处称为生理性盲点。我们可以依据无光感现象,通过视野中盲点投射区的范围,再依据相似三角形的原理,计算出盲点的大小。

【实验对象与器械】

（1）实验对象:人。
（2）器械:白纸、铅笔、黑墨水、米尺、遮眼板。

【实验方法与步骤】

（1）取一张白纸贴在墙上,使受试者站在纸前 50 cm 处。在白纸上与受试眼同一水平处,用黑墨水画一个"＋"符号。

（2）用遮眼板遮住一只眼。此时,检查者手持铅笔,使铅笔尖从"＋"符号中心处开始向受试眼外侧（颞侧）缓慢移动,同时嘱受试者用测试眼盯住"＋"符号,仅用余光注意铅笔尖。当受试者刚刚看不见铅笔尖时,把铅笔尖的所在位置标注在白纸上。然后,沿着同一方向继续移动铅笔尖,当它再次被看见时,又标下其位置。

（3）从所记下两个记号的连线中点起,沿不同方向移动铅笔,找到并标出铅笔尖能被看见和不能看见的交界点,一般为 8 个点。将所标各点依次连接起来,可以形成一个大致呈椭圆形的区域。此区域即为盲点的投射区域。

（4）同法测出另一只眼的盲点投射区。

（5）根据相似三角形对应边成比例的原理,利用简化眼的数据可计算出视网膜上盲点的直径,公式如下:

$$\frac{盲点直径}{盲点投射区域直径}=\frac{节点与视网膜距离(15\ mm)}{节点到白纸距离(500\ mm)}$$

因此有

$$盲点直径＝盲点投射区域直径×(15÷500)$$

【注意事项】

(1) 白纸与眼睛处"＋"符号距离应为 50 cm。

(2) 受试者必须单眼注视"＋"符号不动。

【思考题】

盲点产生的原理是什么？

（孟　巍）

实验三十一　声音传导的途径

【实验目的】

（1）通过实验，学习听力的检测方法，同时比较声音的空气传导和骨传导两种途径的特征。

（2）初步掌握临床上常用于鉴别传导性耳聋和神经性耳聋的实验方法。

【实验原理】

正常情况下，声音传导至内耳的途径有两条：声波的振动被耳廓收集，通过外耳道到达鼓膜，引起鼓膜和听骨链的机械振动，后者之镫骨足板的振动通过前庭窗传入内耳外淋巴，此传导途径称为空气传导，是声音传导的主要途径；声音也可经由颅骨、耳蜗骨壁传入内耳，此传导途径称为骨传导。正常时空气传导的功效远远大于骨传导。如果空气传导途径出现障碍（如鼓膜破损），则其功效将会接近于甚至小于骨传导，即为传导性耳聋；如果骨传导途径出现障碍（如听神经病变），则两者听力均会减弱，即为神经性耳聋。

【实验对象与器械】

（1）实验对象：人。

（2）器械：音叉、棉球。

【实验方法与步骤】

（1）任内氏实验：用于比较同侧耳的空气传导和骨传导功效。

① 室内保持安静，检查者事先告知受试者，当听到音叉振动的"嗡嗡"声时立即举手示意，当响声消失时立即将手放下。实验开始时，检查者敲响音叉后，立即将振动的音叉柄置于受试者一侧颞骨乳突部，受试者便可听到音叉柄振动的"嗡嗡"声，当听到的"嗡嗡"声刚刚消失时，检查者立即将音叉移至受试者外耳道口附近，此时受试者又可重新听到"嗡嗡"声。

相反，如果将振动的音叉先置于受试者外耳道口附近，等待其听不到声音后，再将音叉柄置于颞骨乳突部，则受试者仍将听不到声音。这说明正常人空气传导时间比骨传导时间要长，临床上称为任内氏实验阳性。

② 用棉球塞住受试者同侧外耳道口，类似于形成空气传导途径障碍。重复上述

实验步骤,会出现空气传导时间等于或小于骨传导时间的现象,称为任内氏实验阴性。

（2）魏伯氏实验:用于比较两侧耳骨传导。

① 将敲响的音叉柄置于受试者的前额正中发际处,比较两耳所听到声音响度。正常人因为两耳感受声音机能相同,故所感受到声音响度应相等,称为魏伯氏实验阳性。

② 用棉球塞住受试者一侧外耳道口,重复上述实验步骤,两耳所听到的声音响度将明显不同。正常人被塞住的一侧耳听到的声音更响。

【注意事项】

（1）测试时室内必须保持安静,以免影响测试效果。

（2）在手掌鱼际部上敲击音叉即可,不要用力过猛,切忌在坚硬物体上敲击。

（3）在操作过程中,手指持住音叉柄,避免叉支与其他物体接触。

【思考题】

（1）试叙述声音的空气传导和骨传导的原理。

（2）如何通过任内氏实验和魏伯氏实验鉴别传导性耳聋和神经性耳聋?

（3）声音传向内耳的主要途径是（　　　）。

    A. 颅骨→耳蜗内淋巴

    B. 外耳道→鼓膜→听骨链→卵圆窗→内耳

    C. 外耳道→鼓膜→颅骨→卵圆窗→内耳

    D. 外耳道→鼓膜→鼓室空气→卵圆窗→内耳

（孟　巍）

实验三十二　破坏动物一侧迷路的效应

【实验目的】

通过破坏豚鼠一侧迷路,观察迷路在维持豚鼠机体正常姿势和平衡中的作用。

【实验原理】

内耳迷路中的前庭器官是动物对自身头部空间位置和运动状态的感受机构,通过它可反射性影响肌紧张,从而保持机体的姿势与平衡。破坏或消除动物单侧前庭器官,则动物自身肌紧张协调将发生障碍,进而在静止和运动时将失去维持正常姿势与平衡的能力。

【实验对象、药品与器械】

(1) 动物:豚鼠。

(2) 药品:氯仿。

(3) 器械:棉球、纱布、滴管。

【实验方法与步骤】

(1) 首先观察正常状态下豚鼠的姿势、行走姿态和眼球活动等情况。

(2) 使豚鼠侧卧,用拇指和食指提起一边上侧耳廓,用滴管向外耳道深处滴入氯仿 2~3 滴。握住豚鼠片刻,用耳廓盖住此外耳道口,勿使其头部扭动,以便氯仿渗入。

(3) 滴入氯仿 5~8 min 后,豚鼠被滴侧迷路的功能即可被消除。观察豚鼠头部位置,颈部、躯干两侧及四肢肌肉的紧张性。此时,可见豚鼠头部偏向被滴侧,同时出现眼球震颤。若抓住豚鼠的后肢将其提起,则可看到其头部和躯干皆偏向被滴氯仿一侧。将手松开后,则可看见豚鼠绕着被滴侧作旋转运动或翻滚。

【注意事项】

氯仿学名三氯甲烷,低毒,有致癌性,见光易被氧化而生成有毒的光气。如滴入豚鼠外耳道过多,可造成豚鼠死亡。

【思考题】

试述破坏豚鼠一侧迷路后,其头部及躯干运动异常和出现眼球震颤的原因。

（孟　巍）

第十一章　泌尿系统实验

实验三十三　影响尿生成的因素

【实验目的】

（1）掌握膀胱插管技术，了解尿量的测量方法。

（2）观察不同的神经、体液因素（生理盐水、葡萄糖、去甲肾上腺素、呋塞米、垂体后叶素）对家兔尿量的影响，并分析其机制。

【实验原理】

尿生成的过程包括三个环节，即肾小球处血浆成分滤过形成超滤液、肾小管和集合管处小管液中绝大部分的水及溶质重吸收回血液、肾小管和集合管处某些物质被分泌入终尿液中。凡能影响这三个环节的因素都可影响到尿液的生成过程。

【实验对象、药品与器械】

（1）动物：家兔（2 kg）。

（2）药品：20％氨基甲酸乙酯溶液、生理盐水、20％葡萄糖溶液、10^{-4}去甲肾上腺素溶液、呋塞米、垂体后叶素、班氏试剂、肝素。

（3）器械：婴儿秤、哺乳类动物手术器械一套（手术刀、手术剪、手术镊、止血钳、玻璃分针、动脉夹）、兔手术台、绑腿绳、注射器（1 mL、20 mL）、BL-420 生物机能实验系统、记滴器、膀胱插管、铁支架、培养皿、试管、酒精灯、压力换能器、刺激电极、动脉插管。

【实验方法与步骤】

（1）静脉麻醉：将家兔称重后，从其耳缘静脉注射 20％氨基甲酸乙酯溶液（5 mL/kg（体重））。待动物麻醉后，将其仰卧固定在兔手术台上。剪去颈部和下腹部的毛。

（2）颈总动脉插管：将家兔颈部正中切开，分离左侧颈总动脉，插入动脉插管。动脉插管通过三通管与压力换能器（压力仓中预先充盈生理盐水）相连接。压力换能器输入端连接至 BL-420 生物机能实验系统的通道 1。分离右侧迷走神经，穿线备用。

（3）膀胱插管：在耻骨联合上缘以上，沿正中线切开腹壁皮肤 2～4 cm，沿腹白线打开腹腔，再将膀胱轻拉至腹壁外。于膀胱底部找出双侧的输尿管。从两侧输尿管下方穿一根丝线，并结扎膀胱底部近尿道内口处，以阻断膀胱同尿道的通路。然后，用止血钳夹持并提起膀胱顶部，在顶部血管稀少处作一纵行切口，插入膀胱插管，用线结扎固定。膀胱插管的另一端用导管连接至记滴器，或直接通过管口计数尿液的滴数。

（4）观察不同处理因素下尿量的变化：本次实验中需要多次给药。可用一头皮针直接在家兔耳缘静脉处穿刺，固定好，以用于反复给药。

① 观察并记录尿量和血压的正常数值。

② 通过耳缘静脉快速注射 37℃ 生理盐水 20 mL，记录家兔尿量及血压的变化。

③ 待尿量恢复正常后，剪断右侧迷走神经。连续电刺激迷走神经的外周端，使动物血压显著下降，并维持低血压水平（40～50 mmHg）20～30 s 后，记录家兔尿量及血压的变化。

④ 待尿量稳定后，取尿液做给药前的尿糖定性实验。然后，经耳缘静脉注射 20％ 葡萄糖溶液 5～10 mL，记录家兔尿量及血压的变化。在尿量明显增多时，取尿液做尿糖定性实验。

⑤ 经耳缘静脉注射 10^{-4} 去甲肾上腺素溶液 0.3～0.5 mL，记录家兔尿量及血压的变化。

⑥ 经耳缘静脉注射呋塞米（速尿）5 mg/kg（体重），记录家兔尿量及血压的变化。

⑦ 经耳缘静脉注射垂体后叶素 2 单位（即 0.3 mL），记录家兔尿量及血压的变化。

⑧ 在三通管的侧管口连上 20 mL 注射器（预先盛有少量肝素抗凝），利用注射器从左侧颈总动脉抽血至血压明显下降，以观察大失血对家兔尿量的影响。

【注意事项】

（1）为了增加基础排尿量，实验前对家兔应多喂青菜。

（2）本实验使用药物较多。为避免药物间相互影响，应在前一项实验现象消失后，再进行下一项实验。

【思考题】

（1）将本次实验结果填写至表 11-1，并分析有关现象的产生机制。

表 11-1　不同处理因素对家兔尿量的影响

处 理 因 素	给药前尿量/(滴/min)	给药后尿量/(滴/min)			
		第1分钟	第3分钟	第5分钟	第10分钟
生理盐水					
低血压					
20%葡萄糖溶液					
10^{-4}去甲肾上腺素溶液					
呋塞米					
垂体后叶素					
大失血					

（2）糖尿病患者的"三多"症状之一为多尿。其多尿的原因为下列哪种机制？（　　）

A. 水利尿　　　　　　　　　　　　B. 渗透性利尿

C. 破坏肾髓质的高渗环境　　　　　D. 肾小球滤过率增大

（3）注射呋塞米（速尿），引起动物尿量增加的机制在于（　　）。

A. 抑制远曲小管和集合管对水的重吸收　　B. 渗透性利尿

C. 破坏肾髓质的高渗环境，影响尿液浓缩　　D. 肾小球滤过率增大

【附】尿糖定性实验

玻璃试管内预先加入班氏试剂 1 mL。然后加入待检尿液 2 滴，在酒精灯上加热至沸腾。加热时应注意轻轻振荡试管，防止试管内液体溢出管外，伤及旁人。然后冷却，并观察试管内混合液的颜色。如溶液的颜色由蓝绿色变成黄色或砖红色，表示尿糖定性实验阳性。

（余良主）

第十二章　设计性实验

设计性实验是指由指导教师给定实验的目的要求以及实验条件,由学生自行设计实验方案并加以实现的实验。因而,学生必须预先经过前期基础性实验和综合性实验内容的系统学习,已经掌握了一定的基本实验操作技术,具备一定的实验综合分析能力和创新能力。然后,在指导教师的指导下,学生自由组成科研小组,自主完成实验设计和实施科学研究,并最终撰写研究报告。这些就是设计性实验的内容。

在设计性实验的实施过程中,学生将是完成实验的主体,指导教师在设计性实验过程中只是起着引导作用。因而,开展设计性实验的最终目的就是通过学生主动参与实验研究,促使其熟悉实验研究的基本过程和基本要求,达到培养其科研素质和创新能力的目的,也能培养学生对所学知识的综合运用能力和团队合作精神,提高学生提出问题、分析问题和解决问题的能力,为培养综合性、创新型人才打下良好的基础。

设计性实验的基本程序包括选题、实验设计、实验实施、撰写研究报告。

一、选题

选题就是选定所要研究的课题,是实验研究的首要问题,它决定研究方向和研究内容。选题的正确与否直接关系到设计性实验能否成功。选题不当则可能导致实验失败或无意义。因此,在进行设计性实验选题时,必须遵守以下原则。

（一）科学性

要求所选的题目是在现有的科学理论和研究结果基础上提出的,是有充分的文献依据的,绝不能是凭空幻想得来的。

（二）创新性

要求所选的题目有新意,能提出新的见解,或者是实现技术方法的改进和更新。这就是科学研究的灵魂所在。

（三）目的性

所选的题目要有确切的理论意义和实际意义。必须明确所选的题目要解决的具体问题是什么。其内容不宜过多,题目不宜过大。太大的题目会导致研究目标分散,而可能超出自己的研究能力。内容也不宜太少,题目太小时其实验结果可能变得毫无意义。

（四）可行性

选题时，必须综合考虑自身的现有实验条件，包括仪器设备、试剂及动物来源、实验技术条件等是否会影响到实验完成情况。因而，必须把选题的创新性和可行性有机地结合起来。

为此，开展设计性实验时，可先由指导教师针对设计性实验的科研思想与方法进行专题讲座，给出一些研究领域的有待解决或尚未阐明的热点问题，帮助学生初步确立研究方向。学生在充分查阅文献的基础上，再将自己的兴趣爱好与实践相结合，自由选择课题项目，然后根据实验室的现有条件，选择恰当的实验方法，以开展实验。从而保证实验研究的科学性与可行性，并要求具有一定的先进性或创新性。

二、实验设计

实验设计是指根据所选的题目订立具体可行的实验方法和实验步骤，也就是完成课题所需的实施方案。实验设计过程中必须遵守的原则如下。

（一）随机原则

要求对实验所使用的样本对象进行分组时是符合随机化原则的。常用的随机化分组方法有抽签法、随机数目表等。

随机分组的目的：①使总体中每一个样本被抽取来做实验的概率是相等的，从而保证被抽取的样本能够代表总体，减少抽样误差；②保证各组所使用样本的状况尽量一致，以克服实验中的非处理因素（即实验中处理因素以外的任何因素）对实验结果所产生的随机误差的影响。

（二）对照原则

在实验研究中设立对照组或对照实验。其目的在于考察处理因素的作用，同时消除非处理因素引起的实验误差。有了对照，实验结果才具有可比性，才有说服力。根据实验研究的具体情况，实验对照可以选用正常对照、自身对照和组间对照等。

（1）正常对照：不加任何处理因素的实验组。如研究某种药的作用时，不服药或仅服安慰剂的对照组。

（2）自身对照：做同一受试动物用药前、后的对比实验时，用药前即为自身对照。或者先用 A 药后用 B 药的对比中，先用 A 药时的实验组即为自身对照。

（3）组间对照：几个实验组之间可以相互对照。如用几种药治疗同一疾病时，被作为参比对象的药物组，即为组间对照。

（三）重复原则

由于实验对象间的个体差异以及实验误差的影响，仅通过一次实验或在一个样本上获得的结果往往并不真实可信,甚至不能再现。因而,要使实验结果精确可靠,必须有一定的重复数,即实验要有一定的次数或例数。在实验设计时,计数实验的每个实验组例数一般不少于 30;计量实验的每个实验组例数不少于 5,10~20 较好。

在开展设计性实验时,要求每位学生按照自己设计的项目写出书面实验设计报告,报告内容要包括以下内容:实验题目、选题的依据与意义、实验的可行性论证、实验材料与方法、研究进度安排、预期结果、可能存在的问题、参考文献等。

三、实验实施

在正式开始实验之前,要求学生独立准备各类实验材料、配制药品及试剂。准备工作完成并得到指导教师认可后,方可正式实施实验。

实验实施过程中,要求学生应严格按照实验设计的计划和步骤要求独立开展实验,指导教师只在操作难点部分进行适当的指导。要求学生对实验全程进行认真观察,并及时、准确、全面地做好实验记录。如发现预料之外的情况,可对原设计进行必要调整,但不能大规模调整。也可以在进行正式实验开始之前,进行适当的预实验,以判断实验设计的可行性。

实验结束前后,学生要独自对实验结果进行认真的整理,对实验数据进行科学的统计分析。

四、撰写研究报告

学生在完成实验后,应该及时对实验结果作出科学的整理和统计分析,得出结论,并撰写出完整的研究报告或研究论文。研究报告或研究论文中所得出的结论应符合逻辑,是由实验结果推导而来,不宜妄下结论。如果实验失败,或与预期结果及文献报道不符,均应实事求是地找出原因。

研究报告或研究论文的基本格式如下:

(1) 论文题目(title):用最简练的文字概括本研究的主题,一般限定在 25 字以下。

(2) 中英文摘要(abstract):分为目的(objective)、方法(methods)、结果(results)、结论(conclusion)4 个部分,简要介绍所做的实验内容。

(3) 关键词(key words):列举 3~5 个能体现本实验主题的标准词汇。

(4) 前言(instruction):简要说明研究背景与目的、意义,以及拟解决的关键问题。

(5) 材料与方法(materials and methods):简要说明实验所用到的实验动物及分组、药品与试剂、主要检测指标及检测方法、数据处理及统计学方法等。

(6) 结果(results):客观地把实验结果描述出来,实验数据可以用三线表或图的形式体现出来。进行过统计学处理的数据,必须在表或图中显示统计学检验的显著性差异水平。

（7）结论（conclusion）：针对实验结果进行科学的分析、推理，并与现有文献报道的结果比较，得出科学的结论。

（8）参考文献（references）：依据文中出现的次序，对引用的参考文献在文中相应部位进行编号，并在本部分按同样序号列举所引用的参考文献。

五、设计性实验的考核评定

由指导教师根据学生实验设计报告（占 30%）、实验实施过程与结果（占 40%）、实验报告的质量（占 30%），综合评定考核，给出实验考核成绩。

六、可供参考的设计性实验内容

可供参考的设计性实验研究方向包括：① 探索建立新的动物模型；② 改进传统的实验方法；③ 研究新药或某种药物新的治疗作用或者毒副作用；④ 探讨某种新型神经、体液调节因素的作用；⑤ 基因治疗的研究。

可供参考的设计性实验项目，例如：

（1）中药对阿尔茨海默病（AD）大白鼠学习记忆能力的影响。

（2）某药物对大白鼠心肌缺血-再灌注损伤的影响。

（3）不同浓度的二氧化碳对家兔血压及呼吸功能的影响。

（4）某药物对家兔小肠平滑肌收缩的影响。

（5）某新型血管活性物质对蛙心脏收缩活动的影响。

（6）某新型麻醉药对蛙坐骨神经动作电位产生及传导的影响。

（7）大白鼠肠缺血-再灌注对其胃黏膜分泌胃液活动的影响。

（8）理化因素对小白鼠胚胎心脏发育活动的影响。

（9）中药对糖尿病鼠胰岛 β 细胞增殖、凋亡活动的影响。

（10）肠缺血-再灌注致远隔肺脏损伤的机制。

（余良主　黄碧兰）

第十三章 病例分析

【病例一】

患儿,男,2 岁,因发热、呕吐、腹泻 3 天入院。

患儿于 3 天前开始发热 39 ℃,起病半天,即开始吐泻,每日呕吐 3～5 次,非喷射性,大便 10 余次/日,为黄色稀水便,蛋花汤样,无黏液及脓血,无特殊臭味。发病后食欲差,两天来尿少,10 h 来无尿。

查体:T 38.3 ℃,HR 138 次/min,R 40 次/min,BP 80/50 mmHg,体重 9 kg,身长 75 cm。急症病容,面色发灰,精神萎靡,皮肤弹性差,前囟明显凹陷。眼窝明显凹陷,哭无泪。肢端凉,皮肤略发花,余无异常。

化验:血常规正常,大便常规偶见 WBC。

【思考题】

(1) 本例患儿哪些表现可提示有脱水症状?

(2) 你认为导致患儿脱水的原因可能有哪些?

(3) 脱水的类型有多种,你认为下一步应该对患儿进行哪些检查,以确定其脱水的类型?

(4) 如果患儿的脱水类型属于高渗性脱水,那么你认为对患儿的脱水应该如何进行治疗? 请提出治疗方案。

【病例二】

王某,男,18 个月,因腹泻、呕吐 3 天入院。发病以来,每天腹泻 7～10 次,水样便,呕吐 5 次,不能进食,每日补 5% 葡萄糖溶液 500 mL,尿量减少,腹胀。

体检:精神萎靡,T 37.5 ℃,HR 150 次/min,R 55 次/min,BP 86/50 mmHg,皮肤弹性减退,两眼凹陷,前囟下陷,腹胀,肠鸣音减弱,腹壁反射消失,膝反射迟钝,四肢凉。

实验室检查:血清 Na^+ 125 mmol/L,血清 K^+ 3.2 mmol/L。

【思考题】

(1) 本例患儿发生了何种电解质代谢紊乱？如果有,则有哪些表现提示该种电解质代谢紊乱的存在？

(2) 本例中,你认为导致患儿电解质代谢紊乱发生的原因可能有哪些？

(3) 你认为应采取哪些措施来纠正患儿的电解质代谢紊乱？请提出治疗方案。

【病例三】

患者李某,女,30 岁,患慢性肾小球肾炎 8 年。近年来,尿量增多,夜间尤甚。本次因妊娠反应严重,呕吐频繁,进食困难而急诊入院。入院检查,血清 K^+ 3.6 mmol/L, pH 7.30, $PaCO_2$ 30.8 mmHg, HCO_3^- 15.3 mmol/L, Na^+ 142 mmol/L, Cl^- 96.5 mmol/L。

【思考题】

(1) 试分析患者发生了何种酸碱平衡紊乱？

(2) 你认为导致患者电解质代谢紊乱发生的原因可能有哪些？

【病例四】

患者,男,65 岁。风湿性心脏病史 20 年。近日感冒后出现胸闷、气促、夜间不能平卧,腹胀,双下肢水肿。查体:颈静脉怒张,肝颈静脉回流征阳性。双肺可闻及湿性啰音。心界向两侧扩大,心音低钝,心尖部可闻及Ⅲ级舒张期"隆隆"样杂音。肝大,肋下三指。

【思考题】

(1) 该患者出现了哪些病理过程？

(2) 该患者为何感冒后症状加重？试分析其各症状形成的原因。

【病例五】

患者,男,35 岁,因车祸头部及多处肢体创伤半小时入院。入院前患者在横行马路时,被行驶的车辆撞倒。车祸发生后,患者头部及多处肢体创伤出血,出血量大(估计 1200 mL),查体:BP 70/50 mmHg,HR 120 次/min,处于半昏迷状态。

【思考题】

(1) 对于该患者,你初步的诊断主要是什么? 你认为是哪一类型?

(2) 患者的病情属于哪一个时期? 试述患者体内微循环的变化。

(3) 请根据患者病情,拟定一个治疗方案。

【病例六】

患者,女,20 岁,风湿性心脏病史 10 年。因咳嗽、咳粉红色泡沫痰、胸闷、气短入院。体检:T 36.5℃,HR 104 次/min,R 60 次/min。呼吸急促,发绀,两肺满布细湿性啰音。血气分析:PaO_2 58 mmHg,$PaCO_2$ 51.5 mmHg,pH 7.29。

【思考题】

(1) 对于该患者,你初步的诊断主要有哪些? 本例中有哪些症状提示这些病情诊断的存在?

(2) 如果有呼吸衰竭发生,你认为是哪一类型? 并分析呼吸衰竭发生的机制。

(3) 请根据患者病情,拟定一个治疗方案。

【病例七】

患者,男,18 岁,咽痛 3 周,发热伴出血倾向 1 周。

3 周前无明显诱因咽痛,服增效联磺片后稍好转,1 周前又加重,发热 39℃,伴鼻出血(量不多)和皮肤出血点,咳嗽,痰中带血丝。既往健康,无肝肾疾病和结核病史。

查体:T 37.8℃,HR 88 次/min,R 20 次/min,BP 120/80 mmHg,皮肤散在出血点和淤斑,浅表淋巴结不大,巩膜无黄染,咽充血(＋),扁桃体Ⅰ°大,无分泌物,心界不大,律齐,无杂音,肺叩清,腹平软,肝脾未触及。

化验：Hb 90 g/L，WBC 2.8×10^9/L。分类：原始粒细胞 12%，早幼粒细胞 28%，中幼粒细胞 8%，分叶细胞 8%，淋巴细胞 40%，单核细胞 4%。血小板 30×10^9/L，骨髓增生明显/极度活跃，早幼粒细胞 91%，红系细胞 1.5%，全片见一个巨核细胞，过氧化酶染色强阳性。凝血检查：PT 19.9″，对照 15.3″，纤维蛋白原1.5 g/L，FDP 180 μg/mL（对照 5 μg/mL），3P 实验阳性。

初步诊断：急性早幼粒细胞白血病。

【思考题】

(1) 从病理生理学角度，你认为对该患者的诊断还应加上什么？

(2) 本例中有哪些现象提示这些病情诊断的存在？

(3) 请根据患者病情，拟定一个治疗方案。

（曹　霞　赵小玉）

参 考 文 献

[1] 黄碧兰,闵清,赵小玉. 机能学实验教程[M]. 北京:科学出版社,2007.

[2] 胡怀忠. 医学机能学实验教程[M]. 2版. 北京:科学出版社,2005.

[3] 解景田,刘燕强,崔庚寅. 生理学实验[M]. 3版. 北京:高等教育出版社,2009.

[4] 朱大年,王庭槐. 生理学[M]. 8版. 北京:人民卫生出版社,2013.

[5] 郑先科,李国华,黄碧兰. 机能实验科学[M]. 北京:北京大学医学出版社,2005.

[6] 王建枝,殷莲华. 病理生理学[M]. 8版. 北京:人民卫生出版社,2013.

[7] 邵义祥. 医学实验动物学教程[M]. 2版. 南京:东南大学出版社,2009.

[8] 秦川. 医学实验动物学[M]. 北京:人民卫生出版社,2008.

[9] 孙敬方. 动物实验方法学[M]. 北京:人民卫生出版社,2001.

[10] 王忠. 生物芯片、生物信息与高通量中药活性筛选[J]. 中国中药杂志,2003,28
      (7):686-688.